専門外の医師のための
# 小児のてんかん入門

白石秀明
北海道大学病院小児科

中外医学社

# はじめに

　てんかんは身近な病気で，特に小児科領域における有病率は高く，てんかんを見なくて済む小児科研修医はいないといってよいでしょう．しかも，発作症状が突然に，激しく起こりますので，保護者の方の動揺も大きく，また，医療スタッフの緊張も高いものです．救急外来で，患者さんを前にひとりぼっちになってしまうこともあるでしょう．そのときに，どのような対処をして，また，どのように説明をすればよいか，簡便に，短時間で覚えてしまおうというのが本書の狙いです．

　臨床の現場は忙しく，眠る時間を確保するのも大変でしょう．仕事が終われば，寝てしまいたい，本を読めば1分で寝てしまうというのが常でしょう．しかも，あまり興味もない病気の勉強など，そう簡単にできるものではありません．これは，私のこれまでの経験に基づくものなので間違いありません．

　そこで，しょうがなく，てんかんを診なくてはならない方々が，簡便に，短時間に，エッセンスだけ頭に入れてもらうために表したのが本書です．もし可能であれば，学会の書籍ブースで手に入れたら，家に帰るまでに読めてしまう内容と分量を考えました．そして，通読できるものを考えました．やはり，網羅的に，全体の内容に触れることが，疾患を理解する上では一番重要でないかと思ったからです．そして，家に帰ったら捨ててしまってもよいくらいで考えました．ずっと机の上において，辞書的に調べる代物ではない予定です．

　自分の立場上，研修医や学生が診察室の後ろの椅子に座って，私の診察を見学していることが多くあります．正直あまり得意ではないのですが，その研修医や学生に自分の姿を見せているようなイメージで書きました．おそらく，図表を飛ばせば，斜め読みですぐ読み終わるものと思います．

　昨今，てんかん発作は手術で完全に駆逐できるものもでてきました．小児科領域のてんかん発作は，年齢依存性の良性てんかんも多く，良くなって親

御さんや本人に感謝されることも多くあります．てんかん学は，それなりにやりがいがある学問ではないかと最近は思えるようになってきました．

　本書を通読して，てんかん学の世界にもしかして足を踏み入れてくれる若いお医者さんがいたら，本当に嬉しいです．

　本書の完成は，中外医学社の鈴木真美子さんの温かい励ましと激励なくしては得られませんでした．心から感謝申し上げます．

2015年4月

白石秀明

# 目次

はじめに

## 第1章 てんかんの概説 …………………………………… 1

**Case ❶** 正常発達児・寝入りに痙攣した6歳児
良性小児ローランドてんかん ……………………………… 2

**Case ❷** 正常発達児・もうすぐ寝ようとしたときに，
頭痛，嘔吐の後，問いかけに反応しなくなった5歳児
Panayiotopoulos 症候群 ………………………………… 10

**Case ❸** 正常発達児・朝起きて，洗面中に全身痙攣をきたした
10歳女児　若年ミオクロニーてんかん …………………… 15

**Case ❹** 正常発達児・朝起きて，食事中に全身痙攣をきたした
14歳男児　覚醒時大発作てんかん ………………………… 20

**Case ❺** 正常発達児・もぞもぞしながら問いかけに答えなくなる
15歳男児　内側型側頭葉てんかん ………………………… 27

**Case ❻** 正常発達児・動きが急に止まる6歳女児　小児欠伸てんかん … 36

**Case ❼** 身体を電撃的にピクつかせる4カ月男児　West 症候群 ……… 44

**Case ❽** 熱性痙攣重積で搬送された6カ月女児　Dravet 症候群 ……… 52

**Case ❾** 突発的な四肢の強直をきたす2歳男児〜その1〜
前頭葉てんかん ……………………………………………… 60

**Case ❿** 突発的な四肢の強直をきたす2歳男児〜その2〜
Lennox-Gastaut 症候群 …………………………………… 68

## 第2章 てんかん手術治療の概要 …………………………… 77

- ❶ 海馬切除 ……………………………………………………… 78
- ❷ 脳葉切除術—皮質形成異常・異所性灰白質 ………………… 82
- ❸ 病変切除術—神経節膠腫・神経節細胞腫・過誤腫・
  DNT・その他の脳腫瘍 ……………………………………… 85
- ❹ 機能的半球離断術—片側巨脳症・片側大脳半球の
  粗大な脳病変・Sturge-Weber 症候群 ……………………… 87
- ❺ 脳梁離断術 …………………………………………………… 90
- ❻ 迷走神経刺激術 ……………………………………………… 91

索引 ………… 94

# 第1章　てんかんの概説

　この著書を手にとっている皆さんで，研修医時代に救急車で運ばれてきた痙攣を起こした患者さんを目の前にした経験がある方は多いと思います．神経内科・脳神経外科では，成人の，小児科では小児の患者さんが，何らかの理由で痙攣や意識障害をきたして搬送されてきます．これまでの報告では，1年間の小児救急時間外外来来院者のなかで，痙攣性疾患症例数は数％とされています．

　てんかんは全年齢にわたり存在する疾患で，有病率は全人口の約1％，日本全体で120万人，全世界において約72億人の人口がいますが，WHOでは，約5,000万人の患者数を予想しています．しかし，発展途上国により多くの患者さんが存在するという報告があるため，約1億人の患者さんが存在するのではと予想されます．

　このように多くの有病患者が存在する反面，てんかん患者の多くは適切な治療により，健常者とまったく変わらない生活を送ることが可能である一面をもっています．欧米では，「てんかん患者」とよばず，「てんかんをもった人：People with Epilepsy」と表現し，多くの方が通常の社会参加をされています．てんかんの治療薬である抗てんかん薬を眼鏡にたとえ，「視力の悪い人が眼鏡をかければ健常人として活動できるように，てんかんをもつ人は，抗てんかん薬をもてば健常人として活動できる」との啓発活動が行われています．

　後に詳述しますが，てんかんに対する手術治療が成功するようになってきております．しかし，手術で回復するてんかん症候群を的確に診断しなければ，治療の俎上に上がりません．手術が必要である患者さんは，国際的な割合から考慮すると日本国内に年間3,000例存在することが予想されておりますが，実際は500例程度で推移しており，相当多数の患者さんが，適切な治療を受けられずに埋没している可能性が予想されています．

# 正常発達児・
# 寝入りに痙攣した6歳児

### 良性小児ローランドてんかん

> 寝入ってから20分後の21時過ぎに，泡を吹いて痙攣をしているのを，お母さまが発見し救急車を要請した．お母さまが見たときには，両手両足がガクガクと全身痙攣していた．
>
> 病院に搬送されたときには，既に痙攣は落ち着いていた．呼びかけに，かすかに反応した．

## 研修医とお母さまとの間での模範問診例

🗨 初めての痙攣で，びっくりしましたね．それでも，反応があるようですから大丈夫ですよ．今の様子は，お母さんから見てどうですか．

🗨 私のことはわかるようですが，まだ，反応がはっきりしないようです．

## 【問診のポイント】

まずは，痙攣を初めて見た親御さんはかなり動揺するものです．正直，診るほうも動揺しているのですが，お互いの動揺をまずは和ませましょう．

次に，痙攣後の意識障害を確認しましょう．痙攣があった後で，一番怖いのは，脳炎・脳症の存在です．意識状態が清明であれば，まずは大丈夫でしょう．

🗨 お熱はありますか．また，周りでお熱のある方はいましたか．

🗨 熱はないようです．今は36.8℃です．周りに，風邪などの大きな流行はありませんでした．

## 【問診のポイント】

乳幼児の痙攣発作は，熱性痙攣の場合もあります．このお子さんは6歳のようですので，たとえ熱があったとしても，熱性痙攣の可能性は少な

いでしょう．

● 眠ってからどのくらいの時間に痙攣発作が起こったのでしょうか．
● 寝入ってから20分くらいでした．

## 【問診のポイント】

　発作症状の出現時期は，診断への大きな手がかりになります．小児の発作症状は，睡眠関連性が多い特徴がありますが，特に入眠期の30分，起きる前の30分に発作症状が起こることが多くあります．ここで，強調したいのは，この時期に起こる発作は，小児期に寛解する良性てんかんが多いということです．ですから，入眠期，あるいは脱眠期に起きる発作症状，と問診で聞き出せたら，説明は楽になります．

● 発作症状は両方でしたか，片方でしたか．
● 最後は両方でした．

## 【問診のポイント】

　ここからは，聞き出す作業になります．患者さん・親御さんは，病院に搬送されて動揺していますし，てんかん発作症状などは見たことも聞いたこともないはずですので，全部同じに見えてしまうことがほとんどです．ですから，できるだけ具体的に，時にはジェスチャーを使って，どのような発作症状であったのかを聞き出しましょう．
　ここでは，「最後は」といっていますので，その前が何かないか，聞き出しましょう．

● とすると，最初はどうだったのですか．どちらかの顔が引かれることはなかったですか．
● そうですね．右側の口角が横に引かれて，ピクピクしていました．

## 【問診のポイント】

　具体的な症状を例示することが大切です．想定する，てんかんの症候群

を頭に浮かべながら，パズルをはめていくようなイメージです．
　この段階では，右口角の痙攣発作，運動症状が見出されるようです．大脳皮質では，口角部分の運動野が関係しているようですね．さて，果たして，運動野から起こっているのか，それとも，運動野を巻き込んだのか，このあたりを聞いてみましょう．

● 口の周りが痙攣する前に，顔色が悪くなったりしませんでしたか．たとえば，うす色，これをチアノーゼといいますが，いかがでしたか．
● 暗くてよくわかりませんでしたが，唇の色はプールに入ったときのように紫色でした．呼吸をしていないようでした．

## 【問診のポイント】

　口の周りの痙攣発作の前に，やはり何かの症状があるようですね．顔色がチアノーゼになるのは，もちろん低酸素でも起きますが，チアノーゼになるまでの低酸素状態になるのには，分単位でかかります．ですから，急激にチアノーゼが出現するということは，何か違う要素があるように考えます．大脳のなかには島回という，埋没した大脳皮質があります．島回は自律神経中枢といわれ，血管拡張・収縮の制御，発汗や立毛などに影響を与えています．ですから，チアノーゼから始まったということは，島回周辺に何らかの発作起始があると考えられるわけです．それ以外に，何か証拠はないでしょうか．

● 発作の前，あるいは，その前後に，よだれの出かたはどうだったでしょうか．
● そういえば，たくさんよだれが出ていました．痙攣のときにはたくさんの泡を吹いたように思います．

## 【問診のポイント】

　だいぶん，正体がわかってきました．島回の前，運動野のなか，すなわちシルビウス裂のなかには，流涎の中枢があります．この部分に発作症状が波及すると，ものすごい量のよだれが出ます．後にも述べますが，てん

かん発作の流涎は，積極的によだれが出る感じで，その量も想像を超えるものがあります．

発作症状の始まりは想像がつきましたので，その後の発作症状のひろがりについて，確認の問診をしましょう．

● 発作の始まりはよくわかりました．それでは，発作症状は右口角から始まって，その後，眼の向きはどうでしたか．眼は開いていましたか．

● 眼は，右に向いていました．だから，私と眼は合わなかったです．ちょっとありえないくらい，右に向いていました．眼は開いていました．瞳孔も開いていたようです．

## 【問診のポイント】

口角の運動をつかさどる運動野の前方には，眼球運動をつかさどる大脳皮質があります．眼球運動中枢です．この部分にてんかん発作が波及すると，反対側に眼球が動きます．これを眼球偏倚といいます．てんかん発作のときには，開眼することがほとんどです．後に問題になる，非てんかん性の発作では閉眼していることが多くあり，大きな違いとされています．また，交感神経優位となるため，瞳孔は散大することがほとんどです．

● それでは，首の動きはどうでしたか．どちらかに向きましたか．
● 首も右方向に回転していました．どんなに呼びかけても，戻すことはできませんでした．

## 【問診のポイント】

頭部向反の中枢も，運動野にあります．これは，口角の痙攣を起こす部分の上にあります．てんかん発作が，起始部位より伝搬していくさまが発作症状でよくわかります．このように，発作症状が順番に伝搬していくさまを，ジャクソン発作・ジャクソニアンマーチといいます．

● 首の向反の後，上肢の痙攣が始まりましたか．

● そうですね．右上肢がガクガクと痙攣を起こし始めました．手は握っていました．

**【問診のポイント】**

　発作症状は，運動野をさらに上昇し，上肢の領域に入ってきました．上肢の痙攣症状が生じています．発作時には手を握ることがほとんどです．

● 上肢の痙攣の後は，下肢の痙攣になりましたか．
● はい．右下肢の痙攣発作になりました．その後は，両足に移っていきました．その後は，全身がガクガクした痙攣になりました．

**【問診のポイント】**

　てんかん発作は，運動野をさらに上昇し，下肢の領域に入ってきましたが，さらに反対側の大脳半球に拡延し，両側性の痙攣発作になりました．およそすべての発作症状が全身痙攣発作にまで拡延する場合があります．発作症状の終わりを見ていますので，最後の痙攣発作だけを観察しても，てんかん発作のメカニズムはよくわからないでしょう．

## ● この時点での家族への説明

　このてんかんは，発作症状が典型的で，私たちが最も見聞きするてんかんのひとつと考えられます．脳波をとってみると，もっとはっきりする可能性がありますが，発作症状がある部分から始まり，脳全体にひろがっていった，いわゆる部分発作の症状を示しています．

　部分発作をもつてんかんを部分てんかん，あるいは局在関連てんかんと呼びますが，このなかには，年齢とともに改善していくものと，脳に傷があるために，発作がなかなかよくならないものとに分かれます．

　お子さんの場合は，先ほどお話ししたように，発作症状が典型的で，年齢とともに改善していくものという印象をもちますが，脳波の検査は行ったほうがよいと思いますし，CTスキャンや，MRIで，脳の構造に異常がないか，一度調べることは意味のあることかもしれません．

　お薬の治療に関しては，今のような検査を行った後，また相談しま

> しょう．今日この場でお薬を出すことは通常しません．それは，私たちが想定しているてんかんであるとすれば，再発率は半分くらいで，しかも，身体に支障をきたすような長く続く発作症状は滅多に起こらないからです．2回目の発作症状が出現したら，お薬の治療を始めたほうがよいとされております．
>
> もし不安が強いようであれば，明日朝まで入院されたほうがよいかもしれませんね．

**後日の検査所見**：脳波検査
**CT検査・MRI検査**：異常を認めず

## 診断
良性小児ローランドてんかん

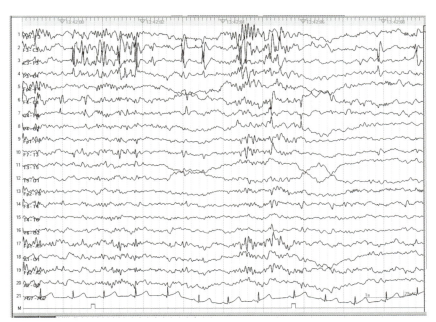

**図1-1　良性小児ローランドてんかん脳波**
BECT 6歳
左＞右優位の中心・側頭部に持続の長い，徐波を伴った棘波（ローランド棘波）が睡眠期を中心に出現している

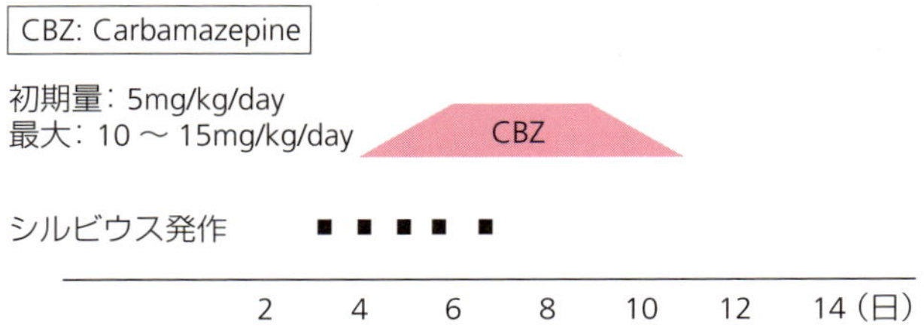

```
CBZ: Carbamazepine
初期量：5mg/kg/day
最大：10〜15mg/kg/day        CBZ

シルビウス発作      ■ ■ ■ ■ ■
_____
            2   4   6   8  10  12  14（日）
```

図 1-2　良性小児ローランドてんかんの治療例

## ● 疾患の説明

　先日，最初の発作を認めたときにお話ししたように，このてんかんは，年齢とともによくなっていくてんかんの代表です．小児期にてんかん発作を起こすお子さんは，1,000人に7名程度とされていますが，そのなかで小児期のうちに完全によくなってしまう，いわゆる良性てんかんが約80％といわれています．この良性てんかんのなかで，今お話しした，良性小児ローランドてんかんが約半分を占めます[1]．

　子どもは，生まれたときには頭囲が約30 cm，直径が約10 cmですが，成長とともに脳が急速に大きくなります．大脳の容積は7歳くらいまでに大人の脳の大きさにまでなります．ですから，この間に，いろいろな劇的な変化が生じることはいうまでもありません．そして，この間にさまざまなエラーが生じることは想像に難くありません．良性小児てんかんはこの時期に起こる特有の症状で，逆にいえば，脳が大人になれば，その症状はなくなります．9歳以降は，発作が軽減していくケースがほとんどです．

## ● 治療の説明

　治療が必要になるケースは，再発発作をもった方です．再び発作が生じる確率は，50％くらいでしょう．半分の方は，これが最後の発作になるのではないかと思います．発作が再発した場合には，期間限定で，抗てんかん薬の内服をしましょう．繰り返しますが，年齢とともによくなりますので，いずれ薬は中止できる可能性が高いです．15歳までに

薬剤治療を中止しているケースがほとんどです．

図 1-2 に示す抗てんかん薬を処方いたしますが，内服を続けて 2 年間発作が生じなかった場合には，薬剤を漸減して中止するように考えます．途中で，脳波検査を施行いたしますが，治療の継続決定に，脳波所見の多くは関係しません．すなわち，脳波所見が生じていても，薬剤中止は可能です．

## KEYWORDS

入眠期，脱眠期　　一側の顔面に痙攣　　流涎
顔色チアノーゼ　　半身痙攣　　全身痙攣
小学校入学前・入学前後　　ローランド棘波

### ■文献

1) Dalla BB, Sgro V, Fejerman N. Epilepsy with centro-temporal spikes and related syndromes. Epileptic syndromes in infancy, childhood and adolescence. In: Roger J, et al. Editors. Montrouge: John Libbey; 2005. p.203-26.

# 正常発達児・
# もうすぐ寝ようとしたときに,
# 頭痛,嘔吐の後,
# 問いかけに反応しなくなった5歳児

### Panayiotopoulos 症候群

> 夕食後,もうすぐ寝ようと布団の準備をしていたときに,頭痛を訴え,その後,嘔吐,問いかけに対して反応しなくなった.その後も,嘔吐を繰り返している.
> 病院に搬送されたときにも,意識消失は続いており,40分が経過していた.Diazepam の静注により,この症状は頓挫した.

## 研修医とお母さまとの間での模範問診例

🔘 お子さんの反応がなくなって,びっくりしましたね.現在は,症状も落ち着いているようですから大丈夫ですよ.

🔘 注射までしてしまって,何が起こったのか,本当によくわかりません.

### 【問診のポイント】

まずは,非常に長い発作症状で,ご家族の動揺は大変なことと思います.子どもの発作症状が,痙攣でなくても初めて見た親御さんはかなり動揺するものです.
Diazepam 注射の後ですので,その後,入院にての対応になります.

🔘 いつもお子さんがお休みになる時間はいつ頃ですか.今回の症状は眠い時間だったでしょうか.

🔘 いつもは22時頃に寝ますので,今回の症状は眠る30分前だったのでは,と思います.

### 【問診のポイント】

前項で出てきました良性小児ローランドてんかんと同様,睡眠関連性の

発作症状をもつことが特徴になります．入眠直前か，あるいは覚醒直後か，睡眠関連性があることが多くあります．

> 🗨 熱はどうでしたか．周辺に発熱の方はいましたか．
> 🗨 発熱はなかったと思うのですが，今現在は 38.5℃の発熱がありますね．

### 【問診のポイント】

年齢が 6 歳未満ですので，熱性痙攣を起こすこともある時期です．ですから，熱性痙攣の除外は必要になるでしょうが，今回の発作症状は全身痙攣発作ではないので，注意が必要でしょう．

また，本疾患では，発作症状の発現後に発熱が合併することがあります．この理由から，ウイルス脳炎との鑑別が重要になります．

> 🗨 これまで頭痛を訴えることや，嘔吐を繰り返すようなことはありませんでしたか．
> 🗨 時々，頭痛を訴えたり，嘔吐をした後に意識が飛ぶようなことがありました．しかし，吐いた直後なのであまり気にしていませんでした．

### 【問診のポイント】

嘔吐，頭痛に随伴する意識減損発作が，本症候群の大きな特徴ですが，発作症状と気づかずに，短い発作を見逃しているケースが多々あります．具体的な症状をあげないかぎりは，親御さん方は認識していないことが多くあります．

## ● この時点での家族への説明

発作症状は嘔吐，頭痛を伴う，意識減損発作のように思われます．非常に発作症状が長く続いたので，てんかん以外に，ウイルスなどによる脳炎，脳症も考慮しなくてはなりません．これらの鑑別は，入院にて MRI による画像検査，必要によっては髄液検査による検索が必要になるかもしれません．

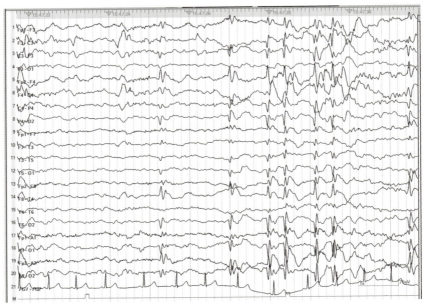

**図 2-1 Panayiotopoulos 症候群の脳波**
Panayiotopoulos 症候群　5 歳
右後頭部優位，前頭極まで波及する棘波

**後日の検査所見**：脳波検査
**CT 検査・MRI 検査**：異常を認めず

## 診断

Panayiotopoulos 症候群

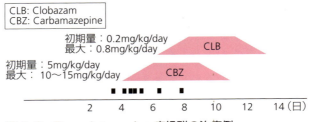

図 2-2　Panayiotopoulos 症候群の治療例

## 疾患の説明

　種々の検査において，脳炎・脳症のような重篤な病態ではないようでした．脳波では，後頭部に棘波が認められ，その形態は持続が長く，振幅が比較的高い形状をもっています．MRIなどでは異常は認めません．今回生じた症状は，てんかん発作と考えられ，嘔吐・頭痛を特徴とし，意識減損が比較的長く続くことが特徴のようです．

　本症候群は，良性小児部分（局在関連性）てんかんのなかで，後頭部にてんかん原性をもつ，Panayiotopoulos症候群と考えられます．

　このてんかんは，年齢とともによくなっていくてんかんのひとつとされています．小児期にてんかん発作を起こすお子さんは，0.7％程度とされていますが，小児期に発作症状が治癒してしまう方が80％とされています．このなかで，お子さんのてんかんは3割程度でしょうか，多くの方がこの病気をきたしています[1]．

　子どもは，成長とともに脳が急速に大きくなります．ですから，さまざまな変化が生じ，そのなかで，てんかん発作をきたすことが多くあります．

　本症候群では，後頭領域に棘波が見出され，その棘波が脳全体に拡延していく所見が得られます．発作症状は後頭領域から生じるとされており，この症状は頭痛，嘔吐が特徴的です．加えて，発作症状がゆっくりとひろがっていく理由なのか，比較的長い時間持続するのが特徴です．今回のお子さんでも30分を超える発作があり，注射による治療を必要としました．非常に症状は重篤感がありますが，ある時期を越えるとこのような症状は消失していきます．

## 治療の説明

　本症候群は，良性てんかんのひとつですから，治療を開始するにしても年齢をかせぎながら，脳機能が安定するのを待つことになります．

　一般的に，てんかんとして治療が必要になるのは，発作が再発しているケースです．しかし，本疾患の発作症状は初発の時期に固まって生じることが多くあり，また，発作症状も長く持続することがあるので，抗

てんかん薬治療を開始することは，やぶさかではありません．しかし，先にも述べましたように，発作症状は年齢依存性で，脳の成長とともに発作症状は軽減し，消失していきますので，治療はいずれ中止できるのではと予想しています．

抗てんかん薬はCBZを処方いたしますが，再発発作が出現する場合には，CLBを追加したいと思います．内服を続けて2年間発作が生じなかった場合には，薬剤を漸減して中止するように考えます．途中で，脳波検査を施行いたしますが，治療の継続決定に，脳波所見の多くは関係しません．すなわち，脳波所見が生じていても，薬剤中止は可能です．

## KEYWORDS

- 入眠期，脱眠期，睡眠関連性　　頭痛　　嘔吐
- 意識減損　　重積発作　　後頭部にローランド棘波のような脳波

■文献

1) Panayiotopoulos CP. Vomiting as an ictal manifestation of epileptic seizures and syndromes. J Neurol Neurosurg Psychiatry. 1988; 51: 1448-51.

# 正常発達児・朝起きて，洗面中に全身痙攣をきたした10歳女児

### 若年性ミオクロニーてんかん

> 朝起きて，普通に洗面所に行ったが，その後，突然の痙攣発作をきたした．発作時間は1分程度であった．発作後には睡眠した．
> 40分後，病院に搬送されたときには，問いかけに対して，返答は可能であった．

## 研修医とお母さまとの間での模範問診例

- 🗨 突然の痙攣発作で，びっくりしましたね．現在は，症状も落ち着いているようですから大丈夫ですよ．
- 🗨 突然，痙攣して倒れてしまいましたので，本当に驚きました．

### 【問診のポイント】

初めての痙攣発作で，目撃したご家族は相当動揺していると思います．また，痙攣発作の後には，痙攣後睡眠がきますので，意識障害の有無の鑑別が重要になります．このケースは反応もあるようなので，少し安心してよさそうです．

- 🗨 発作症状で，右左の差があるところはありましたでしょうか．左半身だけが痙攣していたとか，眼が右を向いていたとかの症状はありましたでしょうか．
- 🗨 私が見た範囲では，発作症状に左右差はありませんでした．

### 【問診のポイント】

全身痙攣発作の始まりがどこにあるのかということが重要になります．これにより，全般てんかんか，局在関連てんかんかの鑑別が可能になるからです．しかし，全身痙攣発作を前に，親御さんが正確に症状を記憶しているかどうかはわかりませんので，このあたりの配慮は必要に思います．

● 普段，朝などに身体がピクつくことはありませんか．たとえば，歯ブラシを落としてしまったり，お茶碗をこぼしてしまったり，箸を飛ばしてみたりということはないでしょうか．

● そういわれると，この数カ月，朝に物を落とすことが多かったように思います．本人は特に気にしていなかったようですが，身体に電気が走ったようになる，といっていました．

## 【問診のポイント】

　ミオクロニー発作の存在に関する問診です．ミオクロニー発作は，電撃的な身体の動きが特徴になります．このような症状の聴取は，具体的に例をあげながら，時に動作も交えてお話しをしないとわからない場合が多くあります．また，睡眠時に出現する生理的ミオクローヌスとは異なりますので，発症要因，状況に基づいた的確な質問が必要になります．若年性ミオクロニーてんかんにおける発作症状は，朝起きた直後に多く出現しますので，この特徴に即した問診が必要になります．

● ご家族の家系に，痙攣発作のようなてんかん発作をきたす方はいらっしゃるのでしょうか．

● 特に聞いていませんが，もう少し，周りに聞いてみます．

## 【問診のポイント】

　若年性ミオクロニーてんかんは，特発性全般てんかんに分類されますが，特発性ということもあり，家族集積性が存在することがあります．ですから，知的に保たれ，また，時に寛解状態を得られるようなてんかん症候群は，むしろ，遺伝性があるともいえます．

　しかし，てんかんは社会から差別される傾向にあり，このような発作症状は意図的に隠されていたりして，表に出てこないケースも多々あります．ですので，祖父母や親戚などに聞き直していただいて，このような遺伝負因に関する情報を得る必要があります．ここでは，むしろ家族歴があるてんかん症候群のほうが将来的に難治化しない可能性があることと，正確な診断がつくことを強調したほうがよいと思います．

## ● この時点での家族への説明

　日常の，ミオクロニー発作が存在するようですので，全身痙攣はその延長上にあるのではと考えます．年齢から考えて，この時期に発症する，若年性ミオクロニーてんかんを考える必要があるでしょう．診断を確定するために，脳波検査を後日行います．

　本日は，症状が回復して，不安がないようであれば帰宅していただいてかまいません．

　家族のなかに，同じ症状の方がいないかどうか，皆さんに尋ねてみてください．

**後日の検査所見：**脳波
**MRI 検査：**異常を認めず

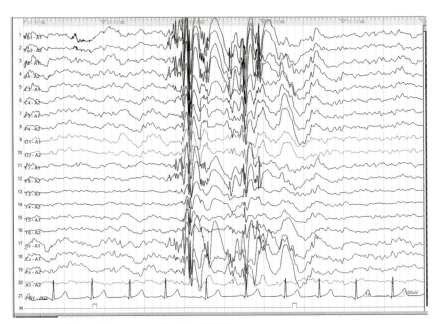

**図 3-1　若年ミオクロニーてんかんの脳波**
若年性ミオクロニーてんかん　10 歳
両側広汎性多棘徐波に一致してミオクロニー発作が生じている．

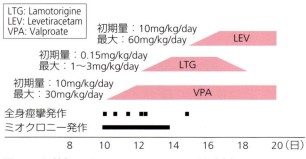

図 3-2　若年ミオクロニーてんかんの治療例

## 診断
若年性ミオクロニーてんかん

### ● 疾患の説明

　てんかんは，大きく分けて脳全体が興奮する全般性てんかんと，ある部分からひろがって発作が生じていく部分（局在関連性）てんかんとに分けられますが，この疾患は，この時期に生じる全般性てんかんのなかで一番多いものです．最初におうかがいした，朝方に起こるミオクロニー発作がこのてんかんのもとにあり，この発作が拡延していくと，全身痙攣発作になります．

　多くの方は，10 歳から 15 歳くらいに発症しますが，残念ながら，発作の再発率は高く，次に発作が起こる確率は 50％以上と考えられます[1]．ですから，抗てんかん薬による治療をおすすめいたします．

　問題は，いつまで薬剤を飲むかということです．一般的には，このてんかんの発作症状は 30 歳を超えて，大人になるまで続きます．薬剤を中止した場合の再発率は高い症候群ですので，長期的に持続可能な薬剤が望まれます．また，お子さんは女のお子さんですので，結婚，妊娠，出産の時期がかかってきます．ですから，内服を続けていても，妊娠，出産に影響を与えない，また，影響の少ない薬剤を選択していかなくてはなりません．

## 治療の説明

　従来，本症候群に対する第1選択薬はVPAでした．しかし，VPAは妊娠，出産に対して，催奇形性をもつことが広くいわれており，妊娠・出産期には，量をできるだけ減らすか，他の薬剤に変更することが必要になります．変更する候補としては，LTG，LEVがあげられます．

　抗てんかん薬を内服しているかぎりにおいては，発作が抑制される可能性が高いと考えられますが，薬剤を忘れたとき，極端な疲労時，睡眠不足のときには，発作が再発する可能性があります．また，今の年齢ではないと思いますが，飲酒をすると，アルコールが身体から抜けていったときに発作を起こします．アルコールは一種の抗てんかん薬ですので，身体から抜けるときには，急に薬をやめることと一緒になるのです．ですから，基本的には禁酒をおすすめします．このことは，これからもいい続けていきたいと思います．

　運転免許に関しては，2年間発作が抑制されていれば一般の普通免許は取得することが可能です．ですから，規則的な内服を心がけて，発作の再発がないようにしましょう．

## KEYWORDS

- 覚醒時のミオクロニー発作　　覚醒時の全身痙攣発作
- 脳波での両側広汎性多棘・徐波複合　　10〜15歳の発症
- 長期的抗てんかん薬内服の準備

### ■文献

1) Seneviratne U, Cook M, D'Souza W. The prognosis of idiopathic generalized epilepsy. Epilepsia. 2012; 53(12): 2079-90.

# 正常発達児・朝起きて，食事中に全身痙攣をきたした14歳男児

## 覚醒時大発作てんかん

　7時に起きて，洗面の後，7時10分，朝食中に全身痙攣をきたした．前の日は，テスト勉強があり，夜ふかしをしていた．発作時間は1分程度であった．発作後には睡眠した．
　30分後，病院に搬送されたときには，問いかけに対して，返答は可能であった．

## 研修医とお母さまとの間での模範問診例

🗨 突然の痙攣発作で，びっくりしましたね．現在は，症状も落ち着いているようですから大丈夫ですよ．

🗨 痙攣した時間が1時間ぐらいに感じてしまいました．死んでしまうのではないかと思いました．

## 【問診のポイント】

　初めての痙攣発作では，周囲のご家族に聞いても，正確な症状を表現できる方は，そう多くはありません．できるだけ，具体的にひとつずつ答えられるような質問を用意したほうがよいです．痙攣後の意識障害を特に注意しますが，このケースは反応もあるようなので，少し安心してよさそうです．

🗨 睡眠不足であったとうかがっておりましたが，普段よりどのくらい睡眠が不足していたのでしょうか．

🗨 試験があるからといってずいぶん遅くまで起きていたようですが，果たして勉強だけしていたのかはよくわかりません．友だちと，携帯電話などで連絡をとり合っていたのかもしれません．おそらく深夜1時頃までは起きていたのではないかと思います．

## 【問診のポイント】

　てんかん発作の多くは，本人の体調に依存するところが多くあります．睡眠不足，発熱時，疲労時などには，発作症状が出やすい状況が生まれます．反対に，発作治療を行っているときには，このような状況を避けるように指導する必要があります．

> 🗨 　発作症状で，右左の差があるところはありましたでしょうか．左半身だけが痙攣していたとか，眼が右を向いていたとかの症状はありましたでしょうか．

> 🗨 　私が見た範囲では，発作症状に左右差はありませんでした．

## 【問診のポイント】

　このポイントは，先の若年性ミオクロニーてんかんのときと同じ問診になります．全身痙攣発作の始まりがどこにあるのかということが重要になります．これにより，全般てんかんか，局在関連てんかんかの鑑別が可能になるからです．

> 🗨 　普段，朝などに身体がピクつくことはありませんか．たとえば，歯ブラシを落としてしまったり，お茶碗をこぼしてしまったり，箸を飛ばしてみたりということはないでしょうか．

> 🗨 　そのようなことはありませんでした．本人にも聞いてみましたが，そのようなことはないようです．

## 【問診のポイント】

　先の若年性ミオクロニーてんかんのときの問診と同様に，ミオクロニー発作の存在に関する問診をしますが，どうも，なさそうです．ミオクロニー発作の前駆症状はなく，全身痙攣に至ったようです．

> 🗨 　ご家族の家系に，痙攣発作のようなてんかん発作をきたす方はいらっしゃいますか．

> 🗨 　母方の祖母が，全身痙攣発作をもっていたと聞いています．薬をず

いぶん長く飲んでいたようですが，私たちは発作症状を見たことはありません．

## 【問診のポイント】

これも，先の若年性ミオクロニーてんかんと同じ問診ですが，覚醒時大発作てんかんも，特発性全般てんかんに分類されますので，家族集積性が存在することがあります．

時々，お祖母さんなどに「うちにはてんかんの家系などはない」とすごまれることがありますが，むしろ家族歴のあるてんかん発作のほうが治療しやすいこともありますので，このあたりは懐柔しながら，家族歴をきちんと聴取することが重要です．また，このようなお話は，発作を起こしてしまったお子さんのご両親を守ることにもなります．

てんかんは古い病気ですので，いろいろな偏見や，因習を生んできました．このような面を，医学的に，また，科学的に説明してあげることは，治療の維持のためにも非常に重要です．

## ● この時点での家族への説明

発作症状は，覚醒時の全身痙攣発作のようですので，全身痙攣発作を主徴とする，覚醒時大発作てんかんである可能性を考えますが，発作症状を正確に観察はできていないので，推察の域を出ません．これ以外に，大脳のある部分から発作が出現して，脳全体を巻き込んでいくような病態も考えられますので，検査は必要に思います．脳波，MRIを早いうちに施行しましょう．

治療に関しては，診断がついてからということになりますが，次回発作が再発する可能性は，50％程度と考えられます．すなわち，半分の方はこれが最初で最後の発作である可能性もあるわけです．ですから，次回の検査の後に，今後の方針を話し合いましょう．

本日は，症状が回復して，不安がないようであれば帰宅していただいてかまいません．

家族のなかに，同じ症状の方がいないかどうか，皆さんに尋ねてみてください．

ケース4 ●正常発達児・朝起きて，食事中に全身痙攣をきたした14歳男児

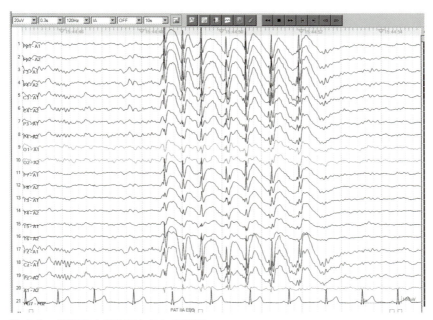

図 4-1　覚醒時大発作てんかんの脳波

**後日の検査所見**：脳波
**MRI 検査**：異常を認めず

## 診断
覚醒時大発作てんかん

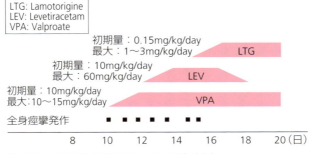

図 4-2　覚醒時大発作てんかんの治療例

## ● 疾患の説明

　てんかんは，大きく分けて脳全体が興奮する全般性てんかんと，ある部分からひろがって発作が生じていく部分（局在関連性）てんかんとに分けられますが，この疾患は，この時期に生じる全般性てんかんに分類されます．脳全体が一気に興奮する状態で，ある意味では大脳がそのような体質をもっている状態といえます．

　このような機序は，脳波にて確認できた，両側広汎性棘・徐波複合の存在によって説明ができます．

　発作の多くは覚醒直後に起こることが多いですが，疲労や睡眠不足などの体調不良時に発作が起こることがあります．しかし，睡眠中の発作でないことが鑑別の根拠になります．

　多くの方は，10歳から15歳くらいに発症しますので，お子さんの年齢に合います．先にもお話ししたとおり，次回発作が出現する確率は50％程度です[1]．言い換えれば，半分の方が先日起こした発作が最初で最後の発作であったということになります．「てんかん」という病気の概念は，「複数回の発作をもつ大脳疾患」とされていますので，先日の発作だけが症状であったとすれば，これは「てんかん発作」といわず，「機会性発作」と呼ぶのが正しいです．

　しかしながら，脳波異常が出現していますので，しばらく定期的に脳波検査を繰り返して，悪化がないかどうかを確認していきましょう．また，その際，生活のなかで気になることがないかどうかを確認していきましょう．

## ● 治療の説明

　今回は治療を開始せず，生活を規則正しくしていただくことにより，経過を観察していきたいと思います．もし，再発発作が出現した場合には，抗てんかん薬の投与を開始します．本症候群に対する第1選択薬はこれまでVPAでした．お子さんは，男性ですのでこれにはあたりませんが，VPAは妊娠，出産に対して，催奇形性をもつことが広くいわれており，女性に対する投与には注意が必要です．また，食欲が増し，

体重増加を示すことが知られております．VPA 自体で，体重が増えるわけではないのですが，食が進むことが知られており，肥満の原因となります．また，女性においては，妊娠・出産期に，量をできるだけ減らすか，他の薬剤に変更することを考慮します．変更する候補としては，LTG，LEV があげられます．また，15 歳以上であれば，LTG，LEV に関して，単剤使用が可能になりました．単剤治療効果に関しては，今後の比較研究を待たねばなりませんが，薬剤選択の幅はひろがってきているといえます．

　抗てんかん薬を内服しているかぎりにおいては，発作が抑制される可能性が高いと考えられますが，薬剤を忘れたとき，極端な疲労時，睡眠不足のときには，発作が再発する可能性があります．また，今の年齢ではないと思いますが，飲酒をすると，アルコールが身体から抜けていったときに発作を起こします．アルコールは一種の抗てんかん薬ですので，身体から抜けるときには，急に薬をやめることと一緒になるのです．ですから，基本的には禁酒をおすすめします．このことは，これからもいい続けていきたいと思います．

　運転免許に関しては，2 年間発作が抑制されていれば一般の普通免許は取得することが可能です．しかし，タクシー運転などに必要な 2 種免許や，バス，大型トラック，トレーラー，ブルドーザーなどの大型免許，けん引免許，特殊車両免許に関しては，抗てんかん薬を飲んでいる患者さんではとらないほうがよいと，日本てんかん学会では推奨しております．いずれにしましても，もし薬剤治療が必要になったら，規則的な内服を心がけて，発作の再発がないようにしましょう．

## ● 説明のポイント

　今回のケースは，必ずしも抗てんかん薬治療が開始されないケースでした．しかし，最初の説明のときに，もし薬剤治療が必要になったら，という説明をしておくことは，仮に発作が再発したときに，親御さんの理解を得られやすく，今後の治療関係をよく維持できるのではないかと考えます．てんかんという病気自体は，一般の方々にはわかりづらい側面がありますので，何度も，ていねいに，簡単に，わかりやすくお話し

していくことが重要であろうと思います.

　また,発作抑制期間が2年以上得られたケースで,治療の中断をどのようにするのか,という事態に時々遭遇します.筆者は,覚醒時大発作てんかんの場合,特に女性で中・高校生の場合で,脳波所見が消失した場合は,一度減薬をトライすることにしています.時に,特発性全般てんかんの小児期発症例で,寛解を示すものもあるからです.この場合も,親御さんとよく相談して,リスクと利益を考えて,減薬を試みることを相談しましょう.しかし,運転をしている場合,親もとの監視を離れる場合など,複合要因でリスクがある場合には,無理はなさらないほうがよいでしょう.

## KEYWORDS

- 覚醒時の全身痙攣発作　　体調不良時の発作
- 脳波での両側広汎性棘・徐波複合　　10～15歳の発症
- 長期的抗てんかん薬内服の準備

■文献

1) Genton P, Gonzales Sanches S, Thomas P. Epilepsy with grand mal on awakening. Epileptic syndromes in infancy, childhood and adolescence. In: Roger J, et al. Editors. John Libbey. Montrouge, France; 2005. p.389-94.

# 正常発達児・もぞもぞしながら問いかけに答えなくなる 15 歳男児

### 内側型側頭葉てんかん

> 学校の先生から,「最近意識が飛んで動かなくなるときがあるよ」といわれて受診した．お話をうかがうと，1 日に数回，会話の最中などに一点を見ながら，応答がなくなることがあるという．

## 研修医とお母さま，本人との間での模範問診例

🗨 先生に「動きが止まっている」との指摘を受けているようですが，自分ではわかりますか．

🗨 （本人）何となく，意識が飛んでいるのかわかりませんが，気持ちが遠くなって，周囲の声が遠くなることがあります．しかし，あまりそのときのことをうっすらと覚えているだけのこともあるので，正確な数はよくわからないのです．

## 【問診のポイント】

身体がガクガクするような運動症状がなく，意識減損して動作が呈する発作を示しています．また，まだらに意識が残存しているようですので，部分（局在関連）てんかんの意識減損発作，特に，側頭葉てんかんを考えます．側頭葉てんかんのなかで，頻度が高いのは海馬硬化症を原因とする，内側型側頭葉てんかんです．この場合，多くは動作が止まることで気づかれるのですが，動かないだけなので，時に見逃されていることも多くあります．また，海馬での発作症状なので，記憶・記銘力に影響を与えることから，逆行性健忘により，本人は発作症状そのものを覚えていないケースもあります．

🗨 お母さまから見て，意識が飛んでいる症状に気づいていましたか．

🗨 （母）確かにいわれてみると，数カ月前から，夕食中が多いのです

が，ぼんやりして応答がないことがありました．しかし，眠くてうたた寝をしているのかと思って，あまり気にしませんでした．ただ，そのときに眼を見開いていたので，妙だなとは思っていました．

## 【問診のポイント】

側頭葉てんかんにかぎらず，多くの部分（局在関連性）てんかんは，夕方，就業後や下校後の，比較的リラックスした時間に多いことが知られています．大脳活動において，意図的に行動している場面においては，発作症状が少ないものの，それが途切れたときには発作症状になりやすい傾向にあります．ですから，学校や，会社帰りの夕食前などに，発作症状が好発します．また，特に意識減損発作が出現したときには，交感神経優位になることから，瞳孔が散大して眼を見開いた状態になることがあります．余談ですが，偽発作の場合は閉眼していることが多くあるとされています．

● それでは，意識が飛ぶ前に，何か前兆のようなものはないですか．
● （本人）ありません．というか，発作自体をよく覚えていないので，何ともいえません．
● それでは，何かみぞおちから，食道のほうに向かって，こみあげるような感じは，発作前にはないですか．また，発作と関係なく，それだけで終わるものはないですか．
● （本人）発作の前に吐き気がすることはあるような気がします．それ以外に，何か最近，みぞおちからこみあげるような感覚は時々あります．何か，においのようなもの，ゴムが焼けたようなにおいかな，そのようなものもあるような気がします．

## 【問診のポイント】

あまり一般には知られていない症状の場合，それが，てんかん発作であるという認識はまずもっていないものです．みぞおちから食道に鉄の玉を押し込まれるような感じ，とよく表現されますが，これを上行性の前兆と呼んでいます．この前兆の起源はおそらく島回周辺症状ではないかと考えられていますが，内側型側頭葉てんかんに特徴的な症状です．また，ゴム

の焼けたようなにおいがするなどの，嗅覚性の前兆を表現する方もおります．

　先に述べた，逆行性健忘で発作そのものを忘れてしまっていると，前兆も忘れてしまう現象が生じますが，よく聞くと，前兆だけで発作が収束してしまう発作，すなわち，意識減損を伴わない発作，これを単純部分発作といいますが，このような発作の自覚はもっていることがあります．ですから，このような発作症状の聴取には，誘導尋問ではないですが，具体的に例示して，答を引き出すような努力が必要になります．

- 🔘 それでは，発作になっているときですが，口はモゴモゴと動いていませんか．
- 🔘 （母）そういわれれば，発作の最中，口がモゴモゴと動いています．舌を鳴らすような感じです．少しよだれも流れることがありますね．寝ているだけだと思っていたのですが．

## 【問診のポイント】

　内側型側頭葉てんかんでは，口部自動症として口を開け閉めするような，また，舌を鳴らすような自動症が合併することがあります．一般では，このような行動をすることがありませんから，周囲ではかなり奇異な感じで見られています．しかし，これが，発作症状の一部であることは，こちらから指摘しないとわかりません．また，よだれも多く合併します．相当多量のよだれがあることもあり，これもかなり奇異な症状として見られていることがあります．

- 🔘 それでは，唇の色，顔色などはいかがでしょうか．何か，ぶす色のような，紫色ではありませんか．
- 🔘 （母）おっしゃるとおり，発作の間は顔色が蒼白になり，唇の色はさっと紫色に変わっていました．息をしていないのではないかと思ったこともあります．

## 【問診のポイント】

　繰り返しになりますが，てんかん発作，時に部分発作では，通常の人間の動きでない行動が見られるケースが多々あります．ですから，患者さん，あるいは，その家族が不思議に思っていた症状が，実は発作であったということも多々あります．顔色が変わったり，唇がチアノーゼになったりするのは，やはり，海馬・側頭葉に近い，島回の機能としての自律神経症状と考えるのが正しいと思います．いわゆる低酸素でのチアノーゼ症状の発現としては，変化が早すぎますし，実際に呼吸が止まっていることはありません．

💬　それでは，手の動きはどうでしょうか．たとえば，どちらかの手の形が，鷲の手のような形に，あるいは，その反対の手が，周囲をまさぐるようにもぞもぞ動かすようなことはありませんでしょうか．

💬　（母）そういわれてみれば，左側の手が，ひん曲がるような手の形になっていました．確かに，左手でピースを突き出すような感じですね．また，右手は，ズボンや股間をまさぐっているような感じでした．何だか変な癖があるなあ，と思っていたものでした．

💬　本人は，わかりますか．

💬　（本人）わかりません．そんなことをしていたのですか．何か，恥ずかしいです．

## 【問診のポイント】

　鷲の手様の肢位を，Dystonic Posturing といい，内側型側頭葉てんかんにおける，特徴的な症状といわれています．また，手をまさぐる動作は，先に述べた口部自動症をと同じく，動作性自動症といわれており，これも，内側型側頭葉てんかんの特徴ある症状のひとつです．この患者さんは，左手のDystonic Posturing，右手の動作性自動症ですので，右側海馬硬化症に伴う，側頭葉てんかんであることが予想されます．

💬　利き手はどちらでしょうか．また，ボールを蹴る足はどちらですか．よく聞くときに使う耳は，また，利き目はどちらでしょうか．家

族のなかで，左利きの方，あるいは両手利き，小さなときに左利きから右利きに直した人はいますでしょうか．
🔴 （本人）私は右利きで，ボールも右足で，聞くときも右耳です．また，右目で見たほうが，ものは見えやすいです．
🔴 （母）私も右利きで，この子の父親も右利きで，家系的にも知る範囲では右利きであると思います．

## 【問診のポイント】

　右利きである人の 95％は左側大脳半球が言語優位半球であるといわれています．これは，かなり家系的な要素があるようで，家族歴のなかで，右利きの方がほとんどであれば，言語優位半球は左側になります．一方，左利きの場合は，65％が左に言語半球が存在するといわれています．ここで，利き手を確認するのは，もし，海馬硬化症が手術の対象になるのであれば，言語優位半球でなければ，手術による言語機能障害へのリスクが下がるからです．もし，言語優位半球側に病変があった場合には，頭蓋内脳波記録などによる，言語機能局在の詳細な検討が必要になります．

⚫ これまで，長い熱性痙攣や，痙攣が長く続いて入院したことなどはなかったですか．
🔴 （母）熱性痙攣はよく起こす子どもでした．2 歳のときに喘息治療をしていたときに発熱して，30 分くらいの痙攣発作を起こして，注射で止めてもらったことがありました．

## 【問診のポイント】

　内側型側頭葉てんかんは，海馬硬化症を原因としますが，その成因は，年少期に熱性痙攣重積などの既往により起こることが多いのではとの報告が多くあります．特に，数年前まで使用されていた，テオフィリンなどのキサンチン誘導体は，てんかん発作を延長するとの報告があり，熱性痙攣が遷延するケースがありました．

## ● この時点での家族への説明

　発作症状をおうかがいすると，側頭葉内の海馬という部分から出現する，発作症状のようにお見受けします．このてんかんの発作症状は，非常に静かな動かない発作です．一般に，てんかん発作というと，全身をガクガクさせるような痙攣発作を思い浮かべますが，世のなかには，お子さんのように痙攣を伴わない静かな発作も実は多く存在するのです．

　今後，脳波検査，MRI 検査，その他，脳内の血流やブドウ糖代謝を測る検査などを施行して，診断を確定させていかなくてはなりません．また，必要によっては，発作が起きるときの脳波所見の確認が必要になるかもしれません．

　お薬の治療に関しては，先にいった検査が終わってからでもかまわないと思いますが，もし不安でありましたら，本日よりお出しすることもできます．これまで，繰り返して発作が起こっておりますので，治療をすぐに始めることもやぶさかではありません．

　抗てんかん薬は，通常 CBZ から開始しますが，現在想定するような内側型側頭葉てんかんであった場合には，薬剤での治療成績があまりよいものではなく，10〜20% の方しか，発作を抑制することができないとされています[1]．

　一方，海馬硬化症に対する手術治療は 80% 以上の成功率を上げている事実があります[2]．しかし，開頭を伴う手術ですので，最初から手術をすることはおすすめしませんし，開頭手術を行ったとしても，抗てんかん薬の助けをしばらく借りる必要はあります．ですから，まずはお薬の治療が優先されます．

**後日の検査所見：**脳波検査
**CT 検査・MRI 検査：**右側海馬硬化症

## 診断
右内側型側頭葉てんかん

ケース5 ● 正常発達児・もぞもぞしながら問いかけに答えなくなる15歳男児

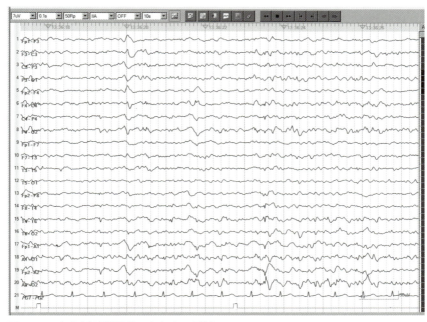

**図 5-1　右内側型側頭葉てんかんの脳波**
側頭葉てんかん　15歳男児
T4に位相反転する棘波を認める

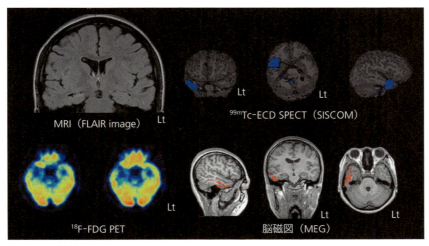

**図 5-2　術前**

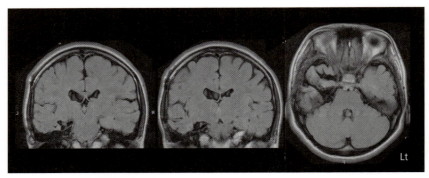

図 5-3　術後（右海馬切除）

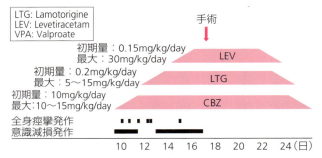

図 5-4　側頭葉てんかんの治療例

## ● 疾患の説明

　先日，最初の発作を認めたときにお話ししたように，このてんかんは，右側の海馬硬化症を基盤とする，内側型側頭葉てんかんです．

　海馬硬化症がどのように生じたのかは想像でしかないのですが，年少期に存在した熱性痙攣の重積状態が原因である可能性があります．しかし，それ以外に，もともと発作のもとになる病変が海馬にあって，それが原因で熱性痙攣が重積状態になったのではないか，との想像も成り立ちます．このあたりは，今となっては明確な説明はできません．

　先日お話しした発作症状は，このてんかん発作としては典型的といえます．Dystonic Posturing が左手，動作性自動症が右手ですので，右海馬硬化に伴う内側型側頭葉てんかんと考えられ，脳波での棘波が右

側頭部に，MRI での画像検査で右海馬の萎縮・硬化像，SPECT での血流検査で右海馬付近の低血流，PET でのブドウ糖代謝検査で右海馬付近の低代謝を示していることから，ほぼ間違いなくこの部分の発作症状であることが示唆されます．

## 治療の説明

抗てんかん薬による治療は，発作が生じた場合の不利益を考えると，早急に開始されたほうがよろしいかと思います．最初の治療薬は CBZ になりますが，先にもお話ししたとおり，抗てんかん薬の有効率は 10～20％で，必ずしもよくありません[1]．

とりあえず 2 年間薬物治療を行います．この 2 年間では，発作症状が抑制されない場合には，CLB や，LEV，LTG，TPM などの薬剤を追加し，効果を確認していきたいと思います．しかし，2 剤以上を使用しても，発作症状が減少しない場合には，手術を考える必要があろうかと思います．この場合には，発作が右側頭葉から出現していることを確認するために，長い時間脳波を計測して，発作症状の確認を行うことが必要になります．

繰り返しますが，2 年間治療を行って，発作の抑制が得られない場合には，海馬を切除する手術を考慮します（手術治療の項参照）．

## KEYWORDS

意識減損発作　口部自動症　上行性の前兆
顔色口唇チアノーゼ　海馬硬化症　血流低下
ブドウ糖代謝低下　手術治療

■ 文献

1) Semah F, Picot MC, Adam C, et al. Is the underlying cause of epilepsy a major prognostic factor for recurrence? Neurology. 1998; 51(5): 1256-62.
2) Dupont S, Tanguy ML, Clemenceau S, et al. Long-term prognosis and psychosocial outcomes after surgery for MTLE. Epilepsia. 2006; 47(12): 2115-24.

# 正常発達児・
# 動きが急に止まる6歳女児

### 小児欠神てんかん

> 幼稚園に通っているが，お遊戯の時間に，動きが止まって反応がなくなるといわれて受診した．お話をうかがうと，1日に数回，眼瞼をピクピクさせながら，動きが止まることがあるとのことであった．

## 研修医とお母さま，本人との間での模範問診例

● お母さまから見て，動きが止まるときはどのような状況のときですか．

● あまり誘因はないように思います．何かをしている最中に突然動きが止まって，反応がなくなるのですが，すぐに戻ります．ご飯を食べているときも起こりますが，動きが回復すると，何ごともなかったかのように食べています．

## 【問診のポイント】

意識が消失する発作のようですが，意識消失のオン，オフがどうなのかが，鑑別のポイントになります．小児欠神てんかんにおける欠神発作では，意識の途絶と回復がきわめて明瞭で，お母さまがいっているように，回復の後は何ごともなかったかのように動きを続けられます．このあたりが，側頭葉てんかんなどの部分発作との大きな違いです．部分発作では，意識減損がゆっくり進み，また，その回復もゆっくり進むので，患者さんは混迷状態になることが多くあります．

● 立っているときに起きるとどのようになりますか．

● 立っているときには，そのまま止まっています．横から見て特に危ないということはありません．ただ，歩いている最中や，運動している場面で起こることはあまりないようです．

## 【問診のポイント】

　小児欠神てんかんの欠神発作では，体幹の強直などは伴わず，また，脱力なども伴わないため，バランスを崩して転倒したり，脱力して倒れたりということはあまりありません．また，発作終了後には速やかに回復するために，日常生活場面で危険を感じることは少ないです．

🗨　眼瞼がパチパチするといいますが，どのくらいの周期で動くのでしょうか．

🗨　1秒間に3回くらいでしょうか．結構速い周期で動きます．なかなか，まねができるものではありません．

## 【問診のポイント】

　小児欠神てんかんにおける欠神発作では，後に述べる脳波所見において，3Hzの棘徐波複合を示し，意識減損が合併します．この周波数に一致した発作症状として，眼瞼のちく溺が見出されることがあります．

　ここで注意しなくてはならないのは，脳波での棘徐波複合が出現したとしても，発作症状の発現には数秒の間隔があります．脳波所見がそのまま発作に直結しているわけではありません．眼瞼のちく溺も，同様に発作時脳波が出現した数秒後から生じます．

🗨　発作が起きる前に，前触れ・前兆のようなものはありますでしょうか．

🗨　聞いた範囲では，あまりそのような症状はないようです．突然始まって突然終わるのですが，この間のことをよく覚えていないことが多いようで，本人の自覚もないのです．

## 【問診のポイント】

　全般発作と部分発作の大きな違いは，発作活動が大脳にひろがるスピードの違いといえます．全般発作では，急速に発作症状が大脳を覆うために，急速に発作となります．そして，必ず意識がなくなります．一方，部分発作の場合は，発作症状がひろがるスピードが異なるために，まだらに

意識が残ったり，前兆として前触れを感じることもあります．
　本症例では，急速に発作が伸展しているようで，前兆のようなものはないようです．しかし，年少小児ですので，表現が不確かな部分も多く，注意が必要です．

🗨 これまで，痙攣発作の既往はありますでしょうか．
🗨 熱性痙攣も含めて，全身痙攣発作の既往はありません．

## 【問診のポイント】

　小児欠神てんかんは，先に述べた，特発性部分（局在関連性）てんかんと同様，小児期のうちに寛解し，治癒する病気のなかのひとつです．しかしながら，上記のような意識消失発作・欠神発作以外に，全身痙攣発作を合併した場合は，発作症状が遷延して，治療が長期にわたることがあることが知られています．
　今後の，予後判定のためにも，痙攣発作の有無を聞いておく必要があります．

## ● この時点での家族への説明

　発作症状をおうかがいすると，意識の途絶，回復がきわめて速やかなのが特徴のようですね．てんかんには大脳全体が急速に発作状態になる全般てんかんと，ある部分からじわじわと発作症状がひろがっていく部分てんかんがあります．部分てんかんでは，発作症状の進行はゆっくりで，いろいろな脳葉を巻き込みながら，発作症状が進んでいきます．ですから，時に前兆を伴ったり，発作後に意識がドロドロしたりすることが見出されます．
　一方，全般てんかんでは，大脳に発作活動が一瞬にしてひろがるために，発作の発現は速やかで，収束も速やかです．このなかで，意識消失を必ず伴います．
　お子さんの発作症状は，今お話ししたように，急速に発作症状がひろがり，収束している印象から，全般てんかんのなかの，小児欠神てんかんにおける，欠神発作であろうと考えられます．

今後,脳波検査を施行し,もし可能であれば,MRIやCT検査を行って,脳内に病変がないかどうか確認いたします.脳波検査では,呼吸を深く何回もさせる過呼吸検査を行います.この誘発で,発作症状が誘発される場合があります.この検査では,検査技師が横で監視をしながら行いますので,心配はありません.

発作症状は,本人にとっても気持ちのよいものではなく,また,欠神発作の最中は意識が飛んでおり,学習へも悪影響を及ぼしますので,もし発作症状が確認されたとすれば,薬物治療を行ったほうがよいかと考えております.

**後日の検査所見：** 脳波検査
**CT検査・MRI検査：** 異常なし

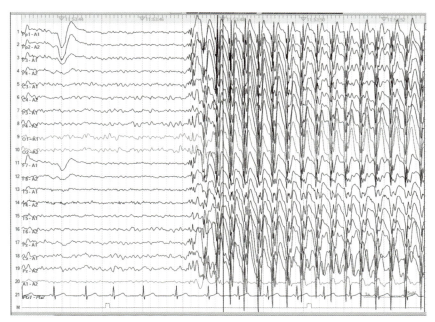

図6-1　小児欠神てんかんの脳波（1）
小児欠神てんかん　6歳
両側広汎性3Hz棘徐波複合15秒持続し発作が生じている

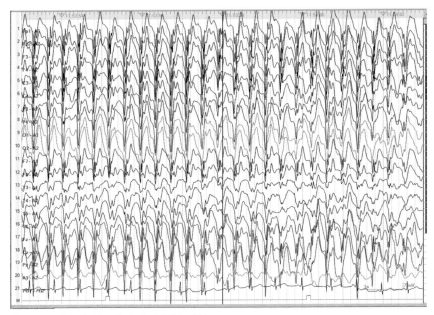

図6-2 小児欠神てんかんの脳波（2）

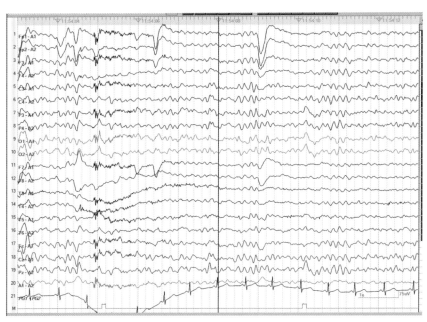

図6-3 小児欠神てんかんの脳波（3）

ケース6 ● 正常発達児・動きが急に止まる6歳女児

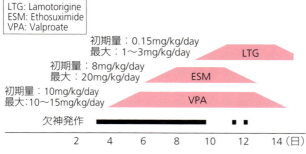

図6-4 小児欠神てんかんの治療例

## 診断
小児欠神てんかん

## ● 疾患の説明

　脳波検査では，両側広汎性棘・徐波複合が1秒間に3回出現する脳波異常を示しています．これは，先日お話しした，小児欠神てんかんに特徴的な所見です．脳波検査のなかで，深く呼吸をしながら脳波をとっていますが，そのなかで，上記のような誘発反応が出現しています．この活動が5秒くらい続いたときに，呼吸が止まり，意識消失が起こっています．この症状を欠神発作と呼びます．この状態が数秒続いた後，もとのように過呼吸を行っています．周りで見ると，眼球は見開いて，眼瞼がやはり1秒間に3回程度の周期でちく溺しています．動作は止まりますが，力が抜けるわけではなく，また，力が入るわけでもありません．そのまま，フリーズしたような感じです．その後，動き始めますが，動作は元どおりになっています．本人に聞いておりますが，この間のことは覚えていません．

　おそらく，日に何回かはこのような発作症状が生じているものと考えます．脳波検査の様子をお聞きすると，発作の自覚はないようですので，それなりの回数があることが予想されます．

　小児に起こるてんかんは，大きく分けて，脳のある部分から発作症状がひろがっていく部分（局在関連性）てんかんと，脳全体が同時に巻き

込まれる全般てんかんとに大別されます．お子さんのてんかんは，先にも述べたように，脳全体が同時に巻き込まれ意識が消失していることから，全般てんかんの一部と考えています．全般てんかんでは，大脳がもともと興奮しやすい素因をもっている特発性全般てんかんと，脳に何らかの障害，あるいは病因をもっている症候性全般てんかんとに大別されます．お子さんのてんかんである，小児欠神てんかんは，特発性全般てんかんのなかに分類されており，基本的には，小児期のなかで寛解して消失されるものと考えられております[1]．

## 治療の説明

　このてんかんは，成長とともに発作症状が軽減し，脳波異常も消失することが多い，いわゆる良性てんかんの一部と考えられています．しかし，発作症状は毎日あるようですし，発作の起こっている時間は，意識が消失していますので，本人の不利益になることが多くあることが予想されます．ですから，抗てんかん薬による治療は行ったほうがよいかと思います．

　欠神発作は，動きが少なく，他人にはわからないケースもありますが，意識消失が時々存在するために，その間の記銘力が障害され，学習などに支障を与えるケースがあります．欠神発作が改善しないお子さんでは，算数の計算がよくできなくなったと訴えられる方がおります．これは，足し算などをしているときに，欠神発作による意識消失が起こると，次に足すもとの計算が飛んでしまい，計算ができなくなってしまうという機序です．コンピューターの計算における，メモリーが飛んでしまった状況でしょうか．

　このような理由から，抗てんかん薬による治療をおすすめするのですが，当初使用される薬剤は，VPA か LTG になります．VPA は薬剤の使用量を割合早く増量できますが，LTG は，ゆっくりと漸増していかなくてはならないため，即効性が期待できない場合があります．いずれにしても，15 歳までの治療を考えているのですが，時に治療に対して反応性が悪い方がいらっしゃいます．特に，全身痙攣発作を合併した方

は，発作治療に難儀する場合があります．
　今後，脳波検査を時々行いながら，治療を進めていきましょう．

## KEYWORDS

- 意識消失発作　　発作起始・収束が速やか
- 過呼吸誘発　　学習障害　　棘・徐波複合

### ■文献

1) Seneviratne U, Cook M, D'Souza W. The prognosis of idiopathic generalized epilepsy. Epilepsia. 2012; 53(12): 2079-90.

# 身体を電撃的に
# ピクつかせる 4 カ月男児

### West 症候群

定頸がまだ不確実であった．特に眠りに入るときに，四肢を振り上げ，機嫌が悪く泣くという症状が 2 週間前から出現したということで受診した．

## 研修医とお母さま，本人との間での模範問診例

🔘 　四肢を振り上げるといいますが，左右の四肢で動きに差はありますでしょうか．

🔘 　見た範囲では，左右の差はないように思います．何か，赤ちゃんのときのモロー反射のように思っておりました．

### 【問診のポイント】

　電撃的な四肢の振り上げなので，お母さまがいうような赤ちゃんに特異的な不随意運動の存在は除外する必要があります．この時点では，何らかの四肢強直を伴うてんかん症候群を考えていきますが，局所性の要素があるのか，全般性なのか，まず確認していく必要があります．聞いた範囲では，局所性・焦点性の要素は少ないようです．

🔘 　首がいまだ座らないとのことですが，生まれたときに泣かなかったとか，保育器に入ったとかという，周産期の問題はありましたでしょうか．

🔘 　生まれたときは，予定日より 2 日早かっただけで，生まれたときにはよく泣いていました．その後も，産科の先生から何かいわれるようなことはありませんでした．

### 【問診のポイント】

　周産期の仮死などによる，低酸素性脳症の存在があった場合，脳性麻痺などの後遺症をのこすことがあります．これに合併したてんかん，特に

West症候群は警戒しなくてはならない疾患です．これ以外に，先天的な脳形成異常，片側巨脳症や皮質形成異常，裂脳症や滑脳症など，器質的病変に伴うてんかん症候群も鑑別にあがってきます．発達遅滞を合併し，麻痺などの神経症状を伴う場合は，上記の疾患の鑑別を進めていきます．

　この症例においては，発達遅滞以外は今のところ情報はないようです．

● ご家族や，家系のなかで，てんかんや，発達障害，また，早くに亡くなった方などはいらっしゃいませんでしょうか．
● 私の知っている範囲では，そのような人は知りません．

## 【問診のポイント】

　先にあげた，大脳病変に伴うてんかん以外に，アミノ酸や有機酸の代謝障害に随伴するてんかん症候群も存在します．このような疾患は非常に多岐にわたり，診断に苦慮するケースも多くありますが，最初の段階で確認しておくことは重要に思います．

● 四肢を振り上げるときに機嫌が悪くなるとのことですが，この1〜2カ月で，機嫌が悪くなることが増えたとか，笑わなくなったなどの症状はありませんでしょうか．
● おっしゃるとおり，この1カ月で何か機嫌が悪くなることが多くなって，急に泣いたりすることが増えてきました．のけぞって泣くので，抱くのも大変でした．また，何か笑うことが少なくなったような気がしていました．いつも機嫌が悪いせいなのかと思っていましたが，普段から笑いが消えた印象でした．

## 【問診のポイント】

　てんかん症候群を大別すると，全般てんかんと部分（局在関連性）てんかんとに分けられますが，West症候群は全般てんかんに分類されます．周産期障害などの脳病変が存在した場合は症候性，このあたりがはっきりしない場合は潜因性という表現を用いますが，大脳全体に発作症状の起源がある状態で，発達遅滞，感情障害などを合併するケースが多くありま

す．お母さまが表現する機嫌の悪さ，感情の障害に関しては，てんかん発作発来の一症候と考えるのが妥当であろうと考えます．となると，お子さんの発作症状は2カ月時点から出現してきたことになります．

● 機嫌の悪さに関しておうかがいしましたが，その機嫌の悪さ，突発的に泣く症状は，どのようなタイミングで起きますでしょうか．また，繰り返して，固まりのように出現することはありませんか．

● おっしゃるとおりに，何か周期的に出現しているような印象です．また，一度起こると固まって10分くらい泣きを繰り返すような印象です．

● 10分くらいの間で，何回くらいの泣きがありますか．この間，先におっしゃった四肢の振り上げも一緒にあるのでしょうか．

● おっしゃるとおり，四肢の振り上げや，身体に少し力が入った後に，泣くような印象です．びっくりして泣いているのかと思っておりました．10分くらいの間に40回くらいでしょうか，そのような症状があります．最初は軽いのですが，徐々に強くなって，間隔も短くなり，また徐々に弱くなりながら，間隔も開いていきます．この症状が終わった後は，眠ってしまうこともあります．

## 【問診のポイント】

シリーズ形成性発作の症状を聴取しますが，具体的にお話をしないと，通常ある症状ではありませんので，なかなか，うまく聴取ができないものです．シリーズ形成性発作では，上記記載のとおり，ゆっくり始まり，途中強く，頻度が多くなり，だんだん波が引くように終わっていくという症状が見られます．

ここで強調したいことは，シリーズ形成性発作だからといって，必ずしもWest症候群というわけではないということです．シリーズ形成性発作は確かに乳児期に多いことはいえますが，症候性全般てんかん症例や，粗大な脳障害をもつ症候性局在関連てんかんの難治例では，成人でも存在します．また，大きな皮質形成異常を持つ局在関連性てんかんの乳児例でもシリーズ形成性発作をもつことがあります．しかし，このような症例で

は，発作症状に左右差があったり，発達障害を伴わないなど，何らかの矛盾点が見出されます．

## この時点での家族への説明

お話をおうかがいすると，発作症状は固まりを作って繰り返し出現する，これをシリーズ形成性と表現しますが，何らかのてんかん症候群を考えなくてはなりません．2カ月くらい前から出現している，機嫌の悪さ，突発的な涕泣も，今お話ししたてんかん発作との関連があるのではと考えています．

これまで，生まれたときの状況は特に問題はないようですし，ご家族に同じような病気をもった方はなさそうですが，大脳を起源とする発作症状と考えますので，詳しい検査をする必要があるのではないかと考えます．

脳波検査は必須であると思いますが，併せて，今出現している症状と，そのときの脳波がどのようになっているかの確認が必要に思います．そうであれば，一度入院していただいて，検査を行うのがよいのはと考えます．

この時期に出現するてんかんのなかに，このようにシリーズ形成性をきたす疾患がありますが，抗てんかん薬の内服だけでなく，ACTHという注射薬を使用する治療もあります．この治療が必要になる場合には，入院して治療を行わなくてはなりません．この必要性に関しても，併せて検討しましょう．

**後日の検査所見：**脳波検査
**CT検査・MRI検査：**異常なし

## 診断
潜因性West症候群

## 疾患の説明

脳波検査では，左右大脳の活動が同期して活動している状態が少なく

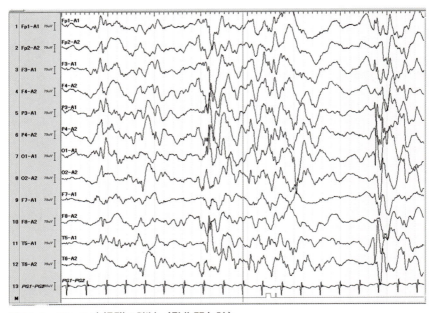

**図 7-1　West 症候群の脳波（発作間欠時）**
West 症候群　4 カ月
割合同期性が保たれた広汎性棘波，多棘波に徐波がつながる．

なっていました．大脳活動は，左右の大脳半球が統合して，お互いを統制しながら活動を行う必要があります．ですから，このような統制がとれているときには，脳波活動は左右が同期して活動します．お子さんの脳波では，このような統制がとれている部分もあるのですが，一方，左右の脳がバラバラに活動している部分も見受けられます．これを，我々は，Hypsarrhythmia と呼んでいます．脳波のリズムがうまくとれていない状態という意味です．

　また，発作が生じているときの脳波では，両側広汎性に出現する大徐波の後に筋電図が重なる所見が見られます．これが，シリーズ形成している発作症状に同期して出現しています．身体の力が入っていない部分でも，このような脳波が出ていますので，グラフに表現されない脳波だけの発作症状もあるのではないかと思います．

　併せて行った，MRI，SPECT 検査では，現段階では大きな異常は認

ケース7 ● 身体を電撃的にピクつかせる4カ月男児

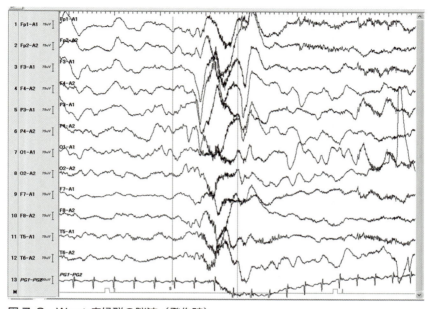

図 7-2　West症候群の脳波（発作時）
発作時には広汎性棘律動に大徐波がつながる所見

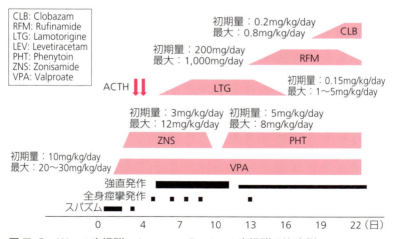

図 7-3　West症候群→Lennox-Gastaut症候群の治療例

められませんでした．MRIで見出される，大きな皮質形成異常や片側巨脳症などでは，シリーズ形成性の発作をもつこともありますが，何らかの左右差があることが多く，現段階では否定的です．

　以上から，潜因性 West 症候群であることが疑われます．

## ● 治療の説明

　先にも述べましたが，この症候群は抗てんかん薬内服治療に加えて，ACTH（副腎皮質刺激ホルモン）を注射する治療法もあります．ACTH 療法の後にも，抗てんかん薬による治療は続きますし，抗てんかん薬の効果が出るまでに，若干のタイムラグがありますので，本日より治療を開始するのがよいと思います．使用できる薬剤は何種類かありますが，まず VPA から開始したいと思います．来週採血にきていただき，副作用がないことを確認した後，ACTH 療法のために入院していただきます．繰り返しますが，ACTH 療法の後にも抗てんかん薬の内服は継続していきます．

　その後の発作症状を見定めながら，今後の治療を組み立てていきますが，乳児期，およそ4歳までは，ACTH 療法の効果はあるとされておりますので，必要であれば再投与を考えたいと思います．それまでに，抗てんかん薬の調整を行います．

　今後，発達がどのようになっていくのか，注意深く見守る必要があります．West 症候群のように，大脳の制御ができなくなっている状況は，発達に関しても何らかの影響を及ぼす可能性を危惧します．

　また，MRI などの画像検査を施行しましたが，現状においては大きな異常は認められませんでした．しかしながら，特に MRI 検査所見は，この先数年の期間で大脳が成熟化していくので，画像の見かたが変わってくるケースがあります．てんかん発作の原因になる病変が，後になって見つかってくるケースもありますので，注意深く見守っていく必要があります．

## KEYWORDS

- シリーズ形成性発作　発達遅滞　Hypsarrhythmia
- ACTH 療法　脳形成異常の合併もあり

# 熱性痙攣重積で搬送された6カ月女児

## Dravet症候群

定頸が5カ月とやや遅めであることが指摘されていた.
　周囲で感冒が流行していたが，突然の発熱で全身痙攣発作が出現したとのことで，救急要請された．搬送時まで40分が経過していたが，顔色チアノーゼで，四肢に時々力が入る状況が持続していた．瞳孔は散大し，対光反応はなかった．DZPを静注したがその症状は頓挫せず，MDZの静注でも頓挫せず，Thiopenthalの使用にて，この症状は頓挫した．そのまま，入院管理となった．

## 研修医とお母さまとの間での模範問診例

● 周辺で，発熱性疾患の流行はありますでしょうか．どのような病気の子どもが多いでしょうか．

● 周囲ではインフルエンザの流行はないのですが，高い熱が出て上気道症状が合併する感冒が流行しておりました．この子の兄が，昨日から同じような熱を出していました．

### 【問診のポイント】

　発熱に随伴する痙攣発作の重積ですので，まずはウイルス感染症に伴う，脳炎・脳症を考えねばならないかと思います．インフルエンザの流行時期であったらその情報を，アデノウイルス感染症，溶血性連鎖球菌感染症であればその情報を，ヘルパンギーナや手足口病の流行があればそのような情報を聴取する必要があります．
　これにより，発熱に対する根本的な治療方針を立てる必要があります．また，入院になるケースなので，今後病棟の看護職員がどのように対応していけばよいのかの指示を出すことができます．

● 発作の始まりですが，どのような感じでしたでしょうか．最初か

ら，身体の痙攣が起きたのでしょうか．身体のどの部分から発作症状が生じたのでしょうか．

● 何か，身体がバウンドしたような感じがした後に，痙攣が一気に始まりました．このときには，もう応答がありませんでした．

● 通常の熱性痙攣ですと，目が上にいって，それから身体が強直して，痙攣が始まるようにいわれているのですが，そのような感じではなかったですか．

● そうですね．見た感じでは，先ほどいったように，身体をピクつかせた後に痙攣になったような印象でした．

## 【問診のポイント】

Dravet 症候群の痙攣発作は，通常の熱性痙攣などの発作症状と若干異なります．身体のピクつきは，おそらく，ミオクロニー発作であると考えられますが，ミオクロニー発作の延長である間代発作が大きくなり，痙攣に至るという機序をとります．間代痙攣発作の後，発作症状が強いと強直発作に至り，また，間代発作になるというプロセスをとります．

熱性痙攣や，他のてんかん症候群における痙攣発作では，通常強直発作が生じた後に，間代発作に移行していくプロセスをとり，強直間代痙攣と呼びますが，Dravet 症候群では，間代強直間代発作と表現します．

● 首が座るのが遅かったとのお話でしたが，生まれたときに泣かなかったとか，保育器に入ったとかという，周産期の問題はありましたでしょうか．

● 生まれたときは，予定日より 4 日早かっただけです．生まれたときには仮死などはなかったようで，よく泣いていました．その後も，産院の退院まで，産科の先生から何かいわれるようなことはありませんでした．

## 【問診のポイント】

West 症候群の項でも触れましたが，周産期の仮死などによる，低酸素性脳症に合併する，脳性麻痺などでは，高率にてんかん発作を合併しま

す．今回は，脳性麻痺に関する情報はなく，軽度発達遅滞程度の状況ですが，大脳に発作症状をきたすような異常を指し示す証拠などを聴取する必要があります．今回のケースでは，このような状況ではないようです．

● 熱性痙攣であることは間違いないのですが，発作の持続時間が長く，また，通常の抗痙攣薬にても，なかなか発作が止まりませんでした．通常と異なるタイプの熱性痙攣である可能性があるのですが，ご家族や，家系のなかで，てんかんや，発達障害，また，早くに亡くなった方などはいらっしゃいませんでしょうか．

● 私の知っている範囲では，そのような人はいません．

## 【問診のポイント】

Dravet 症候群は，*SCN1A* 遺伝子変異により起こる疾患です[1]．遺伝形式は常染色体劣性遺伝で，必ずしも家族集積性があるわけではありません．それ以外に，熱性痙攣を合併する全般てんかん症候群（Generalized epilepsy with febrile convulsion plus: GEFS＋）といって，熱性痙攣が集積する家系が報告されており，この疾患も先の，*SCN1A* 関連とされております[2]．ですから，家族集積性があるのかどうか，何らかの神経疾患の集積がないのかの聴取は重要になります．

また，West 症候群の項でも述べましたが，アミノ酸や有機酸の代謝障害に随伴するてんかん症候群も存在します．このような疾患は非常に多岐にわたり，診断に苦慮するケースも多くありますが，最初の段階で確認しておくことは重要に思います．

● お子さんは汗をかきづらいとか，熱がこもりやすいなどの特徴はありませんでしたか．

● おっしゃるとおり，何か汗が少ない子だと思っていました．夏には，熱がこもって苦しそうにしていました．熱中症になるのではと思いました．

## 【問診のポイント】

　Dravet 症候群では，熱性痙攣重積発作が有名ですが，汗をかきづらくうつ熱しやすい特徴をもつことから生じている 2 次的な要素もあります．Dravet 症候群の患児は夏の暑いときに閉めきった室内で激しく遊んだりすると容易に熱中症になり，発作を誘発することがあります．うつ熱を伴っていますので，痙攣を止めるのにも苦労します．このように，脳や皮膚など，外胚葉全体を巻き込む病態と考えてよいかと思います．

　Dravet 症候群患児において，夏の暑い時期にどのような対処をすればよいか，との質問を受けますが，冷房をよく使い，適切な水分補給をという一般的なアドバイスに加えて，筆者は霧吹きで肌を冷やすようにとお話ししております．

## ● この時点での家族への説明

　熱に伴う痙攣発作が長く続いた重積状態となり，発作を止めるために注射での治療を必要としました．てんかん発作には多くの形態がありますが，全身痙攣が長く続く状況は好ましいものではありません．しかし，誤解してほしくないのは，顔色がチアノーゼになっているからといって，呼吸が止まっているわけではなく，低酸素状態に陥っているのではないということです．1 回 1 回の発作で，脳が壊れていくという印象はもつ必要はありません．それでも，発作は止めてあげなくてはいけません．ですから，適切な治療方針を立てて，このような長い発作が起こらないようにしていきましょう．

　病気の診断に関しましては，もちろん，単純に熱性痙攣が強く出ただけということは考えられますが，今後の意識の回復具合を見ながら，脳炎・脳症などではないのか，確認していきましょう．また，現状では断片的なことしかいえませんが，とても止まりづらい痙攣発作であったこと，発達の問題がありそうなこと，うつ熱しやすい体質をもっていることなどから，熱性痙攣を起こしやすい，しかも，長い発作になりやすいタイプのてんかん症候群である可能性もあります．このようなてんかん症候群であれば，抗てんかん薬治療を継続していく必要が出てきます．入院管理となりますが，このなかで相談をしていきましょう．

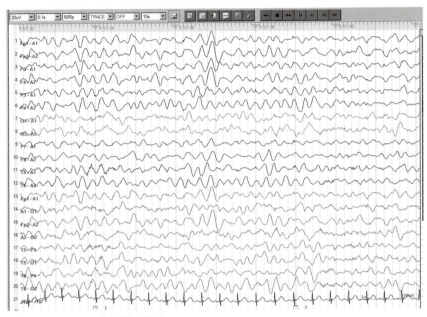

図8-1　Dravet症候群の脳波

**後日の検査所見：**脳波検査
**CT検査・MRI検査：**異常なし

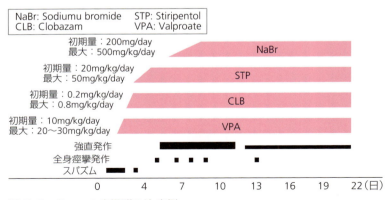

図8-2　Dravet症候群の治療例

## 診断
Dravet 症候群

## ● 疾患の説明・1

　入院の期間中，何回か痙攣発作を繰り返してしまいました．すべてではないですが，入院 1 日目は 2 回，注射での治療を必要としました．その後，お子さんの反応性などは通常に回復し，脳炎・脳症ではないようなのですが，通常の熱性痙攣とはどうも異なるようです．発作症状も，通常の熱性痙攣と比べて，何か発作の形態が異なる印象をもちます．

　脳波検査では，てんかん性の活動を示唆するような棘波などは見出されませんでしたが，全体的に徐波で覆われているような印象を得ました．しかし，脳波所見は今後変わっていくかもしれません．

　現段階では，熱性痙攣の重積状態との範疇を超えないといわざるをえませんが，発作症状の特徴，汗が少ない，発達の問題を総合して考えると，Dravet 症候群の可能性も否定できません．

　通常の熱性痙攣の場合は，年齢に依存して発作症状は消失し，6 歳以降はほとんどみられなくなります．ですから，このようなお子さんには，通常抗てんかん薬は使用しません．しかし，お子さんのように熱性痙攣が長く続く，重積する場合には抗てんかん薬の使用は行ったほうがよいとされています．

　今回は，VPA，あるいは PB を内服して退院していただきます．

　今後，このような重積発作を繰り返す場合，あるいは，熱を有しない痙攣発作，その他の発作が生じる場合には，さらなる検索が必要になるかと考えます．

　その後，患児は無熱性の全身痙攣発作，37.5℃程度の軽度発熱にても誘発される痙攣発作，静注使用による治療を必要とする重積発作，発達遅滞を合併した．

## ● 疾患の説明・2

　前回のご説明の後，発作症状の再発，特に重積発作の再発が生じてしまいました．熱性痙攣と当初は考えていましたが，発熱を伴わない痙攣発作が生じ，また，高熱でない発熱でも痙攣発作が出現し，また，注射でなければ止まらない痙攣重積発作も再び出現してきました．

　先にもお話ししましたが，Dravet症候群であることが危惧されます．この疾患は，発熱に誘発される痙攣発作，時に身体をピクつかせるミオクロニー発作，意識減損を伴う複雑部分発作をもつ症候群で，3カ月以降の乳児に発症します．これまでの研究では，SCN1A遺伝子が関与する全身病の1種とされており，遺伝子を検索すると多くの方でこの遺伝子の異常が見出されます．遺伝子異常と聞くと，家族にこれからたくさんの患者さんが生じる，あるいは，そのような家系から生じるのではと想像されるかもしれませんが，多くは突然変異か，偶発的な発症によることがほとんどですので誤解をなさらないでください．

　SCN1A遺伝子異常の検査は，国内の大学や研究機関で施行していただけるところがあり，そちらでお願いすることになります．

　この疾患では発達遅滞の合併が多く，また，発作症状は年長まで持続するので，抗てんかん薬による治療を継続する必要があります．しかし，これまでのように全身痙攣発作重積などが生じますので，抗てんかん薬治療に加えて，時に注射による痙攣の治療が必要になります．先にもお話ししましたが，てんかん発作は今後変容していきますが，30歳を超えても発作が残存するケースもあります．長期間の治療を覚悟しなくてはならないでしょう．

## ● 治療の説明

　治療は，薬物治療になります．既に，VPAの投与を開始していますが，発作症状の軽減が認められない場合には，他の抗てんかん薬を組み合わせて治療していきます．VPAでいまひとつの場合には，CLBを追加してみます．この薬剤でも効果がない場合には，Stiripentol（STP）を併用していきます．STPは，Dravet症候群に対して特異的に効果

がある薬剤で，日本国内では2012年に処方が可能になっています．STPは，VPAとCLB投与により発作抑制が得られない患者さんに対して，併用剤として使用することができます．STPの併用により，発作症状が改善する方が多くいますので，既存の抗てんかん薬の効果があまりない場合には積極的に使用していきたいと思います．

　先にも述べましたように，この疾患は発作症状が成人期まで残存するケースが多くあります．発達遅滞も合併することから，発達支援も含めて，長期間の治療が必要となります．小児慢性疾患の適応を受けていますので，手続きをなさることをおすすめいたします．

## KEYWORDS

- 発熱誘発の間代痙攣発作
- 発達遅滞
- 脳波は徐波化のみの場合も
- Stiripentol（STP）
- 成人期への移行

### ■文献

1) Claes L, Del-Favero J, Ceulemans B, et al. De novo mutations in the sodium-channel gene SCN1A cause severe myoclonic epilepsy of infancy. Am J Hum Genet. 2001; 68(6): 1327-32.
2) Wallace RH, Scheffer IE, Barnett S, et al. Neuronal sodium-channel alpha1-subunit mutations in generalized epilepsy with febrile seizures plus. Am J Hum Genet. 2001; 68(4): 859-65.

# 突発的な四肢の
# 強直をきたす 2 歳男児〜その 1 〜

### 前頭葉てんかん

言語が少し遅いといわれていた．睡眠中に，突然開眼し，四肢を強直させる症状があるとのことで受診した．

## 研修医とお母さま，本人との間での模範問診例

🗨 四肢を強直させるとのことですが，左右の四肢で動きに差はありますでしょうか．

🗨 よくよく考えると，右上肢が伸展しているように思いました．そういわれると，足も右側が伸びているようでした．左上下肢は，曲がっています．拳を握ったまま硬く縮こまっているように見えました．

### 【問診のポイント】

これまでのてんかん症候群で記載してきたとおり，発作症状の左右差は，てんかん発作の発現部位を同定する意味において，大きなヒントになります．患児においては，右上下肢の伸展強直，左上下肢の屈曲強直が症状として表現されております．このような肢位はフェンシング肢位と表現されます．

🗨 それでは，強直するときの首の方向，眼の方向はいかがでしょうか．

🗨 頭部は右に回旋しています．また，眼も右方向へ偏っているようです．

### 【問診のポイント】

頭部も右へ回旋し，眼球偏倚も伴っているようです．上記の四肢の偏った強直，すなわち，右上下肢伸展強直，左上下肢の屈曲強直，頭部右方回旋，眼球右方偏倚を併せて，フェンシング肢位と表現し，この肢位を示す発作を姿勢発作と表現します．このような発作症状は，前頭葉運動野の前

方,補足運動野から生じる発作症状とされております.

● そのような症状をきたしているときに,問いかけに対する反応はいかがでしょうか.
● そのようなときに声をかけると,何らかの反応を示すときがあります.

## 【問診のポイント】

補足運動野発作,すなわち一側前頭葉の発作症状は,拡延しなければ,発作中の意識は保たれるとされています.患児の場合は,睡眠中の開眼からの発作症状ですので,聴取は難しいですが,ある程度,意識は保たれているようです.

● フェンシングの姿勢のような発作はあるようですが,それ以外に,身体を痙攣させるような発作はありませんか.
● これまで述べたような症状に引き続いて,四肢の進展強直が両方になります.その後,ブルブルと身体をふるわせている症状があるときがあります.

## 【問診のポイント】

発作症状はどのような発作でも,最終的にいきつくところまでいくと,全身痙攣発作になってしまいます.患児の発作症状は前頭葉の補足運動野の発作症状と考えられますが,このてんかん性活動は,一側の大脳から始まり,それがひろがっていくと両側化していきます.この場合,発作症状は左右対称化します.強直肢位が左右対称になるのはその理由です.さらに発作症状がひろがっていくと,発作活動は大脳全体を巻きこみ,全身痙攣に至ります.これが,2次性全般化発作です.このような状態は,発作症状がひろがれば,どのようなてんかん症候群でもなりえます.

● 発作の起こる時間帯は,寝ているときが多いですか.起きているときもありますか.立っているときに起こるとどうなりますか.

🗨 発作症状は寝ているときが多いように思います．特に，寝入り，起きがけに起こることがよく見受けられます．また，夕方は発作が多いようで，覚醒時でもこのような状況は起こります．座っているときに起こると身体が突っ張りますので，バランスを崩して倒れてしまいます．立位で起こるときにも，下肢の伸展強直があるために，バランスを崩して倒れてしまいます．発作後は，割合すぐに回復しますが，びっくりして泣いてしまいます．

## 【問診のポイント】

前頭葉は意識をつかさどる脳葉ですので，発作症状はこの活動が緩んだときに起こることは容易に想像がつきます．ですから，前頭葉てんかんは睡眠関連性の発作症状が多く存在します．睡眠時の脳波所見を確認することは，非常に重要です．覚醒時に起こる場合も，睡眠に関連した状況で発作症状が起こることが多く，夕方などの眠気が生じてきた時間に発作が起こることがあります．また，睡眠不足，疲労時にも起こりえます．

立位，座位で発作症状が起こると，バランスを崩して転倒を起こすことはよく経験します．頭部への打撲を伴うことがありますので，注意が必要です．

🗨 言語の遅れがあるとのことですが，どのような状況でしょうか．
🗨 喃語が出始めたのは，1歳頃で普通と同じように感じたのですが，この頃から，お話ししている発作が出現してきて，その後，単語は「パパ」，「ママ」くらいで，なかなか進捗していきません．こちらがいっていることはある程度理解しているように思うのですが，言葉が出てこないようです．
🗨 利き手は右利きですか．また，ご家族では右利きの方が多いでしょうか．
🗨 現在のところ，右手を使うことは多いように思うのですが，左手も使うようで，何ともいえません．家族は皆が右利きで，小さなときに左利きから直した人や，両手利きの人は知りません．

## 【問診のポイント】

　言語中枢は，言語優位半球前頭葉の運動性言語中枢（Broca 野）と，角回付近の感覚性言語中枢（Wernicke 野）が存在します．右利きの人の 90％と左利きの人 65％は，左半球が言語優位半球であるとされています．この時点で，MRI 所見はありませんので想像ですが，言語優位半球に何らかの病変が存在すると，言語発達に悪影響をきたすことから，左前頭葉の病変を疑います．また，家系的に右利きであるのに，利き手がはっきりしないというのは，左半球に先天的な皮質病変が存在する可能性を考えます．

## ● この時点での家族への説明

　これまで起こっている症状をおうかがいすると，何らかのてんかん発作が出現していると考えられます．どうも，症状はこの 1 年間くらい続いていたようですね．

　てんかん発作には，いろいろな形態がありますが，お子さんの発作は，前頭葉より起こっている発作症状ではないかと考えます．発作症状の始まりは，前頭葉の補足運動野を，しかも，左側の捕捉運動野を起源とする発作症状を疑います．発作で起こる，右半身が伸展強直，左半身が屈曲強直する症状は，左前頭葉の補足運動野の発作症状として矛盾ありません．

　何らかの脳内病変，そのなかには脳腫瘍も含まれますが，病変が存在する可能性がありますので，頭部の MRI を，併せて脳波検査，可能であれば，SPECT による脳血流検査，PET によるブドウ糖代謝測定を行いたいと思います．入院で行うのがよいかと思います．

**後日の検査所見：**脳波検査
**CT 検査・MRI 検査：**左前頭葉前頭前野に皮質形成異常

## 診断
**前頭葉てんかん・左前頭葉補足運動野に皮質形成異常**

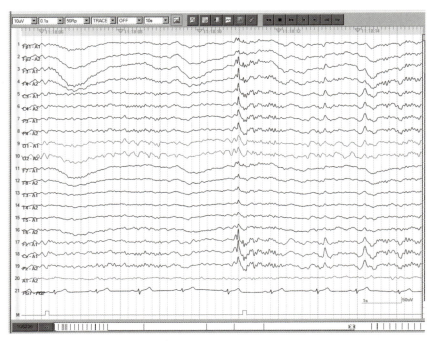

図 9-1　前頭葉てんかんの脳波
前頭葉てんかん
F4 有意の棘波出現している.

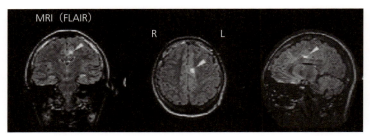

図 9-2　MRI

## ● 疾患の説明

　　MRI 検査では，左前頭葉上前頭回に，皮質形成異常を認めました．皮質形成異常とは，大脳が形成される妊娠初期に，大脳形成の過程で皮質を形成する神経細胞の動きが，何らかの要因で障害され，本来いきつ

## ケース9 ●突発的な四肢の強直をきたす2歳男児〜その1〜

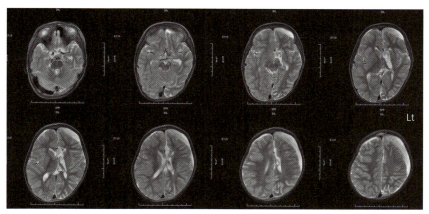

図9-3　機能的半球離断

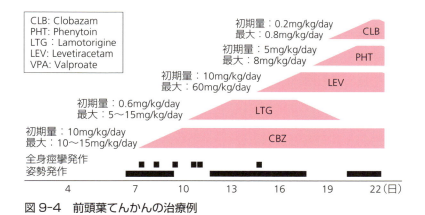

図9-4　前頭葉てんかんの治療例

くところでない部分に，正常な構造をとらない大脳皮質が形成されてしまう状態をいいます．脳腫瘍ではなく，増殖したり，大きくなったりすることはありませんが，てんかん活動を引き起こしたり，それに伴う，脳機能障害を引き起こすことが知られています．

　脳波検査でも，この部分の活動を反映する電気活動，棘波が出現していました．MRI画像で異常がある，左前頭葉に棘波が出現していました．また，たまたまですが，今回の脳波を施行したときに，発作が出現しており，そのとき，この部位から走り出す脳波の繰り返し，これを律

動波と呼びますが，このような活動が見出されていました．

　併せて行った，SPECT 検査では，MRI で示された病変に一致して，脳血流が低下している所見が得られました．また，PET 検査では，同様に病変に一致して，ブドウ糖代謝が低下している所見が得られました．

　発作をきたす大脳皮質の病変は，発作がないときには血流は低下し，ブドウ糖が低下している状態を示しています．大脳は，人体の臓器のなかでも，たくさんのブドウ糖を必要とする臓器です．そして，ブドウ糖を消費するために酸素を取り入れる必要があります．酸素は，血液の中のヘモグロビンに包含されて，体内に分布しますので，脳はたくさんの血流を必要とすることになります．皮質形成異常がある部分は，大脳機能はありませんので，発作を起こしていない休眠期には，ブドウ糖，酸素ともに大きな需要はありません．ですから，発作がないときには，ブドウ糖代謝，脳血流ともに低下した状態にあります．しかし，発作が生じるときには，この部分は激しく活動するために，たくさんの血流とブドウ糖を必要とします．ですから，発作が生じているときに，SPECT，PET 検査を行えば，その部分にたくさんの血流が流れ，ブドウ糖をたくさん消費している所見が得られます．

　以上のように，左前頭葉皮質に存在する皮質形成異常が，患児のてんかんを形成していると考えられます．

## ● 治療の説明

　てんかん発作は，日々生じているようですので，何らかの治療を始めていかなくてはなりません．まず，抗てんかん薬による治療を開始する必要があります．本疾患は，部分（局在関連性）てんかんに分類されますので，部分てんかんに適応のある抗てんかん薬を使用します．一般的に，CBZ より開始し，発作の抑制が得られない場合は，LEV, LTG, ZNS などを追加しみます．

　しかし，患児のように大脳皮質に皮質形成異常を認める例では，抗てんかん薬による治療に限界があるケースが多くあります．また，患児は，言語発達において，既に問題が生じてきておりますので，早い時期

に決着をつけなくては，今後言語発達，その他の発達において影響を与えてくる可能性を危惧します．先に述べた，抗てんかん薬治療が，奏効しない場合には，MRIなどで見出される病変を手術的に切除することが必要なります．

しかしながら，手術治療をするうえにおいても，抗てんかん薬治療は必要ですので，薬物治療をまずしっかり行って，その後に，手術治療の必要性を考えていきましょう．

## KEYWORDS

姿勢発作　　補足運動野　　言語発達遅滞
言語優位半球　　手術治療　　皮質形成異常

# 突発的な四肢の
# 強直をきたす 2 歳男児〜その 2〜

**Lennox-Gastaut 症候群**

> 10 カ月に West 症候群として，ACTH 療法を施行され，発作症状は一時的に改善したが，再発し，1 歳 4 カ月時に ACTH 療法を再度施行．その後，VPA，ZNS，LTG を内服していた．身体を強直させる症状が増えてきているとのことで受診した．発語なし，自閉的な症状をきたしている．

## 研修医とお母さまとの間での模範問診例

● 身体を強直するとのことですが，どのような様子になるのでしょうか．起きているとき，寝ているときでは，どのような症状を取るのでしょうか．

● 寝ているときには，両肩が上がり，両上肢が抱きつくように強直します．起きているときも同様です．前向きに倒れたり，倒れそうになります．顎は引かれて，口はへの字になっているように見えます．

● 右左の差はありますか．

● ありません．対称的に見えます．

● 眼はどうなっていますか．

● 眼は開眼して，眼球は上を向いています．ありえないくらい上を向いています．

● 声は出ますか．

● 発作の始めには，大きく息を吸い込むようになり，このときに，息を吸いながら「アー」と声が出ます．

### 【問診のポイント】

West 症候群の既往をもつ患児が，四肢の強直をきたしてきたとなると，まず，Lennox-Gastaut 症候群における強直発作の出現を考えなくてはなりません．Lennox-Gastaut 症候群における強直発作では，左右対称性に四肢が強直し，このとき体幹は前向きに強直します．眼球は上転

ケース10 ●突発的な四肢の強直をきたす2歳男児〜その2〜

し,両口角は「へ」の字に引かれます.また,横隔膜も強直するので,息は吸い込まれ,このときに併せて発声をすることがあります.

● 転倒するときはどこをぶつけますか.また,防御姿勢をとることはできますか.
● 突然発作が起こるようで,前兆はないせいなのか,発作が生じると防御はできず,頭の特におでこをぶつけます.まだ,体重が軽いのでよいものの,頭を切りそうな感じです.

## 【問診のポイント】

Lennox-Gastaut 症候群における強直発作では,顎を引いて体幹が屈曲気味になるために,頭部,特に額を地面に打ちつけるような発作症状をきたすことが多くあります.これは,頭部打撲をきたし,外傷を起こすために危険な発作です.保護帽などによる,頭部保護の対策をたてる必要があります.

● 身体を強直させる発作以外に,意識が飛ぶような発作などはないでしょうか.問いかけに対して反応しなくなったり,動きが止まることはないでしょうか.
● いわれてみると,最近,眼を見開いたまま動作が止まって,反応がなくなる症状があるように思います.問いかけにも反応がないので,どうしたのかと思っておりました.

## 【問診のポイント】

Lennox-Gastaut 症候群では,先に示した強直発作に加え,非定型欠神発作や,複雑部分発作をもつとされています[1].発作として目立つのは,先に示した強直発作なのですが,実は,非定型欠神発作のほうが多い方もいます.このような発作は,人に気づかれずに起こっていることも多くありますので,正確にどれだけの発作があるのか,わからないことはありえるのではないかと思います.ここでいう,非定型欠神発作と複雑部分発作は,発作症状を見ただけでは区別がつきません.脳波と同時に記録したと

きに判明するものです．非定型欠神発作には，両側広汎性3Hzより遅い棘・徐波複合が，意識消失発作に随伴して生じています．一方，複雑部分発作では，脳波で，ある部位から出現する，律動性棘波が対応しますので，鑑別が可能です．

● これまで，West症候群があって，1歳前から治療を行ってきておりましたが，その後，しばらく落ち着いていたのですか．お薬の治療などはどうなっていたのでしょうか．また，その後の発達状況はどうだったのでしょうか．

● ACTH療法をやってから，しばらくは落ち着いていたように思います．抗てんかん薬も，ずいぶん減らすことができていました．しかし，昨年あたりから，脳波異常が少しでてきたとのことで，注意するようにいわれていました．

　発達に関しては，これまで療育訓練施設に通院しておりましたが，なかなか発語が見られず，また，物事へのこだわりが強くなってきていて，自閉的な要素があるのではといわれてきておりました．この部分は，とても気になっていたところです．

## 【問診のポイント】

　Lennox-Gastaut症候群は，通常単独で生じることは多くありません．多くは，もともと生じていたてんかんからの移行がほとんどです．特に，乳幼児期に起こるWest症候群からの移行はよく経験されます．両症候群ともに，発達遅滞を合併し，種々の抗てんかん薬に対して治療抵抗性を示す共通点をもっています．

　Lennox-Gastaut症候群の診断は，症候群診断ですので，強直発作をもち，それに，非定型欠神発作，複雑部分発作，ミオクロニー発作を合併し，それに対応する脳波所見が得られることからなされます．ゆえに，大きな脳障害や，脳形成障害に合併する難治性のてんかん症候群も，Lennox-Gastaut症候群に移行するケースがあります．

## この時点での家族への説明

　乳幼児期にWest症候群があり，これまで治療を行ってきましたが，今回生じている症状は，これまでのWest症候群とは異なる発作症状のように見受けられます．West症候群では，シリーズを形成する身体のピクつき，強直が発作の主体であったのですが，今回の発作症状は，突発的に生じる身体の強直が主体で，それ以外に，意識減損を伴う発作が合併しているようです．これらの発作症状が，どのような発作型なのかは，脳波検査を行って，はっきりさせる必要があります．早急に脳波検査を施行し，また，可能であれば，夜間睡眠中にどのような症状がでているのか，長時間脳波検査を施行することも，意味があると思います．

**後日の検査所見：**脳波検査
**CT検査・MRI検査：**全般的に脳萎縮をきたしている．

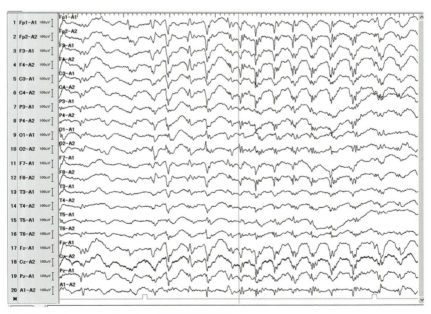

図10-1　Lennox-Gastaut症候群の脳波
両側広汎性棘・徐波複合

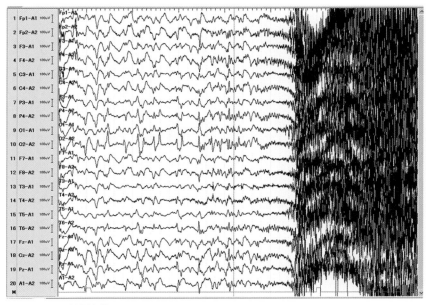

図 10-2 速波律動

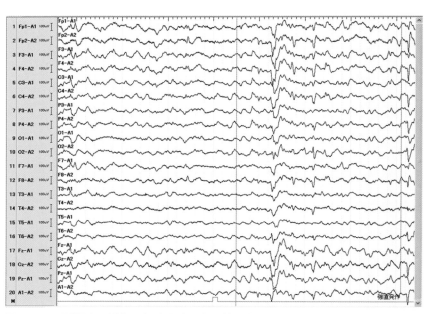

図 10-3 睡眠中の発作間欠時脳波,広汎性棘波

## 診断
Lennox-Gastaut 症候群

治療例は図 7-3 を参照.

## ● 疾患の説明

　脳波検査では，両側広汎性棘・徐波複合に加え，両側広汎性に出現する棘波の連なり，速波律動が頻回に見出されました（図 10-1, 10-2）．睡眠に入ると，この所見は頻回に出現するようになり，実は，この脳波所見に一致して，開眼して，眼球が上転している，あるいは，開眼しないまでも，呼吸が変容して，フッと息を吸い込むような症状が見出されました．我々が関知しえない発作症状が静かに起こっていることを表わしています．このような発作症状を，強直発作と呼びます.

　これ以外に，両側広汎性棘・徐波複合が見出されています（図 10-1, 10-3）．この脳波異常をよく見てみると，棘・徐波複合の出現頻度は，1 秒間に 2 回程度であることがわかります．今回の検査では確認はされていませんが，この両側広汎性棘・徐波複合の出現に同期して，意識消失発作が生じている可能性があります．これを，非定型欠神発作と呼びます.

　強直発作と，それ以外にさまざまな発作症状，ここでは非定型欠神発作が合併していますが，このような発作症状の組み合わせをもつてんかん症候群を，Lennox-Gastaut 症候群と呼んでおります．Lennox-Gastaut 症候群は，West 症候群など，難治性に経過した乳幼児期のてんかん症候群からの移行ケースが多くあります．患児のケースもこれにあたるのではと思います．これ以外に，手術を必要とするような，部分（局在関連性）てんかん，あるいは，脳炎・脳症後の後遺症として生じるケースもあります.

　患児においても，座位・立位時に生じる強直発作で，体幹の安定を保てず，バランスを崩して転倒してしまうケースが見受けられます．このときに，両上肢の強直が伴うため，頭部を保護する手段をもちえないことから，転倒により，頭部を打撲してしまうことが生じます．自分の体重がそのまま頭への衝撃となりますので，非常に危険な発作であるとい

また，睡眠中には先ほど示したとおり，開眼や眼球の動き，呼吸の変容だけの症状を示す発作症状が，相当数出現していることが予想されます．睡眠中の発作では，そのたびに睡眠が途絶することになり，良好な睡眠環境が得られていない可能性があります．睡眠における脳活動は，記憶の整理や高次脳機能の発達において重要な役割を果たしていることがいわれており，Lennox-Gastaut症候群患児における睡眠時脳波異常は，発達遅滞や，高次脳機能障害の原因になっている可能性があります．患児においても，言語発達遅滞や自閉的要素が存在しており，これらの関連が危惧されます．

## ● 治療の説明

　脳波を見ながらお話ししましたとおり，発作症状は私たちが気づかないところでも，結構な頻度で生じている可能性があります．特に，睡眠期においては，発作症状により，良好な睡眠環境が得られていない可能性があります．

　抗てんかん薬による治療は，早急に始める必要がありそうです．West症候群後の治療を継続しておりましたので，現在もVPA，ZNS，LTGを内服しておりますが，薬物濃度を測定して，必要な量の抗てんかん薬を維持することがまず必要です．それによっても，発作症状が寛解しない場合には，これ以外の抗てんかん薬を使用して治療を行っていかなくてはなりません．基本的に，抗てんかん薬を複数使用すると，お互いに作用を補完する場合もありますが，副作用を増幅させることもあるので注意する必要があります．できるだけ使用する薬剤の種類を増やさずに，それでも効果的な薬剤選択をしていく必要があります．Lennox-Gastaut症候群に対しては，上記のVPA，ZNS，LTGの他に，PHT，RFM，NaBr（KBr），PB，CLB，CZP，NZPなどが使用する薬剤の候補にあがります[1]．薬剤の種類は限られますが，その組み合わせは多くありますので，根気強く，諦めないで治療を継続していきましょう．

> また，今後の経過にもよりますが，転倒発作が日常生活に大きな支障を与え，また，抗てんかん薬による治療が奏効しない場合には，脳梁離断術を行って，強直発作を抑制するという方法も考えられます．しかし，これは開頭による手術になりますので，十分検討を行ってから施行することを考慮しましょう．
>
> また，迷走神経刺激療法もあります．迷走神経刺激療法は，発作を完全に抑制させることを目的とした治療ではなく，発作を緩和させるための治療法ですが，発作の強さ，頻度が軽減し，日常生活における支障が減じるケースもあります．上記の脳梁離断術と異なり，開頭を必要としませんので，十分試されてよい治療法と考えられます．

## KEYWORDS

強直発作　　非定型欠神発作　　両側広汎性棘・徐波複合　　両側広汎性速波律動　　発達遅滞　　転倒発作　　脳梁離断術

### ■文献

1) Beaumanoir A, Blume W. The Lennox-Gastaut syndrome. Epileptic syndromes in infancy, childhood and adolescence. In: Roger J, et al. Editors. John Libbey. Montrouge, France; 2005. p.125-48.

# 第2章　てんかん手術治療の概要

　てんかん発作に対する機能的手術は，この20年で大きく進歩してきた領域といえます．この進歩は，MRI，CTをはじめとする神経画像検査の進歩に大きく依存します．脳波検査，ハンマーを使った神経診察，眼底所見，時に気脳写などのX線写真で診断をしていた時代に，てんかん発作を手術で治療することは，非常に困難であったことが予想されます．おそらく，脳内を大きく占拠した脳腫瘍などの病変と，出血によって見出された血管腫などの病変であったと思います．PenfieldとJasperによる，1954年の単行本のなかでは，気脳写を行って，側脳室の左右差を認めたことから，海馬切除を行った，との記載がありますが，このような観点で，てんかん手術を行っていたのは，ほんのひと握りの施設であったことが予想されます[1]．

　しかし，現代においては，神経画像検査，機能画像検査を駆使して，多くの病変を手術することが可能になりました．てんかん治療を日常としている医療者にとって，抗てんかん薬治療で難儀している患者さんが，1回の手術で劇的な改善を認めることは，本当に嬉しいことであり，また，病みつきになることでもあります．まったく発作がなくなり，特に小さなお子さんの発達がどんどん伸びていく，また，長期的に抗てんかん薬を漸減，中止できるケースもあり，1度経験すると，次にこのようなケースがないのか，血眼になって探してしまいます．

　本項では，てんかん手術の実際を紹介し，今後の基礎知識として心にとどめておけるように記載しました．いつかどこかで，この知識を思い出し，患者さんの治療に役立てることを願うばかりです．

## 1. 海馬切除術

　てんかん治療のなかで，手術による治療をぜひ考えてほしい，見落とさないでほしいと考えられるのは，海馬硬化症に伴う，内側型側頭葉てんかんです．

　内側型側頭葉てんかんに関する記載は，前章で詳しく述べましたが，側頭葉内側にある海馬の変性によりてんかん原性を獲得したことから生じるてんかん症候群です．前章でも記載したとおり，年少小児期に生じた，熱性痙攣などにより痙攣重積発作が海馬硬化をきたす原因とされていますが，一方，海馬にもともと痙攣重積により傷害されやすい病変，あるいは素因が存在したために，このような病変を形成してしまったのではないか，とする意見もあります．まさに，「鶏が先か，卵が先か」のような問答です．

　結果として，海馬硬化症を伴う側頭葉てんかん患者においては，熱性痙攣の既往が多く，また重積発作をもった方が多い，との一般的理解になっているのですが，逆に，痙攣重積を起こした人が，必ずしも海馬硬化症を示すわけではないという実感もありますので，このあたりの理解は慎重にする必要がありそうです．

### 発作症状の KEYWORDS

- 動作停止，意識減損，吐き気を伴うような前兆，
- 顔色チアノーゼ，口部自動症，Dystonic Posturing，
- 動作性自動症，流涎，特徴のある単一のにおい

### 画像所見

　MRI において，T2WI，FLAIR にて，海馬領域の高信号域を認めます．硬化症状により，側脳室下角の拡大所見が随伴します．軸状断に加え，冠状断の撮影を行うことにより，より明確な病変同定，左右差の同定が可能になります．

　SPECT では，発作間欠時に血流低下像を認めます．SPECT の核子

は $^{99m}Tc$–ECD や，$^{123}I$–IMP を用います．一方，発作時にはこの血流低下部が血流上昇に転じます．発作時 SPECT を撮像するためには，長時間脳波記録を行いながら，発作時脳波所見を確認しながら検査を行う必要があります．発作時と発作間欠時 SPECT 所見を比較検討し，血流の反転を見ることは，側頭葉てんかんのみではなく，すべてのてんかん手術を施行するうえにおいて，かなり大きな決定情報になります．また，$^{123}I$–IMZ を核子として，Benzodiazepine 受容体の定量を行うことができます．Benzodiazepine は，興奮抑制性の脳内ホルモンとして大脳皮質を監視していますが，てんかん原性が高い部分では，Benzodiazepine 受容体が低下していることが知られています．ゆえに，$^{123}I$–IMZ SPECT において，機能低下を示す部分はてんかん原性領域を表わし，側頭葉てんかんでも所見を示します．

　PET では，おもに $^{18}F$–FDG を用いて，ブドウ糖代謝を計測します．てんかん原性領域では，血流低下に加え，ブドウ糖代謝の低下もみられることから，$^{18}F$–FDG–PET において，ブドウ糖代謝低下域を測定することが可能です．一般に，SPECT による血流低下部位よりも，$^{18}F$–FDG–PET による，ブドウ糖低代謝域のほうが範囲は狭く，てんかん原性焦点の中心を表わすとされています．

## 脳波・脳磁図所見

　病側の側頭部に棘波を認めます．通常の前側頭部，中側頭部以外に，こめかみ部分，耳朶に電気活動を有する場合があり，このときには，電極を追加するなどにより，計測が可能になります．また，内側構造のみによる電気活動であれば，頭皮に対しては遠い部分よりの電気発射を計測することになるため，明瞭な電気活動，棘波を捉えられないこともあります．ですから，脳波所見が不明瞭だからといって，側頭葉てんかんを否定することにはなりませんので，注意が必要です．

　脳磁図検査は脳波で計測する電気活動を磁場に変換して，より微細な活動を計測する機械です．脳波が通常 20 個程度の電極を用いて計測を行うのに対し，脳磁図では，200〜300 カ所の磁場センサーを用いて計測を行うために，空間解像度に優れる利点をもちます．内側型側頭葉

てんかん症例では，側頭葉先端から，海馬付近の内側構造へ向かう電流が見出されます[2]．

## 頭蓋内脳波所見

海馬付近の側頭葉内側構造は，解剖学的にかなり深い部分にあるために，脳波所見が不明瞭であることがあります．硬膜下においた頭蓋内電極から脳波を測定すると，脳波で認められなかった活動が認められることがあります．側頭葉底面，および海馬に刺入した電極からは，発作の起始部位から明瞭に記録される律動性棘波が記録できます．

発作症状や，画像所見，頭皮上脳波所見で，内側型側頭葉てんかんであることが確信できれば，頭蓋内脳波記録を行う必要はありませんが，何らかの疑念がある場合には，頭蓋内脳波記録を行うことを躊躇してはいけません．

## 手術術式

手術術式は，扁桃体を含めた，側頭葉の前半部分を切除する前部側頭葉切除術と，シルビウス裂経由，あるいは側頭葉を切離して海馬に到達し，海馬の前半部分を切除する選択的扁桃体海馬切除術がとられます．言語優位半球側の手術では，言語機能障害が後遺症としてのこることが報告され，選択的扁桃体海馬切除術のような縮小手術を行うようになっていった歴史があります．側頭葉先端部底面には，特に日本語には必要な言語中枢が存在することが提唱されており，その部分を温存することが，術後後遺症を減じるとされています[3]．

また，海馬機能を温存して手術を行うために，海馬多切術という方法が最近開発されました[4]．海馬に記憶機能などが残存していることが危惧される場合，海馬切除により記憶障害が合併してしまいます．この後遺症を避けるために，海馬を切除するのではなく，連絡線維を遮断するように切れ込みを入れる手術です．これからの反証実験が必要な新技術ですが，今後期待される術式です．

## ■ 術後成績・後遺症

　内側型側頭葉てんかんに対する抗てんかん薬治療では，発作抑制率が10〜20％なのに対し，適切な手術治療では80〜90％の発作抑制が得られます．ですから，抗てんかん薬治療が奏効しない内側型側頭葉てんかんでは，2年程度の治療期間で適切な判断を行い，手術治療に向かうほうがよいとされています．

　後遺症に関しては，記憶機能が完全に廃絶されてしまった海馬の切除では，大きな後遺症はのこしません．手術過程において，視放線に一部かかるため，対側上1/4半盲が生じます．この半盲は改善しませんが，眼球は動いて中心視野にておもな機能をつかさどっているため，上記のような1/4半盲が生じても生活に支障があることはありません．思いがけず視野欠損部分に飛んできた物体を認知できない，ということはあるかもしれませんが，日常生活ではほとんど生じません．話はそれますが，下の半視野は，歩行時などに意識にあらずに使用しているため，階段を下りるときや，水たまりを避ける，障害物を避ける場面で支障をきたすことがあります．患者さんへの説明では，上半視野と，下半視野の違いを説明してあげることは，よい理解につながるのではないでしょうか．

　手術終了後に，抗てんかん薬はすぐに必要なくなると考えている患者さんが多くあります．これは，正しくありません．てんかん発作は，発作症状として顕在化してくるまで，相当長期間が必要なっていると考えられています．ですから，てんかん発作を起こす原因になる病変の周辺も，発作を起こす補助を行っている可能性があります．てんかん手術終了後に，大きな原因は除去されていますが，その周辺はまだ不完全な活動状態にある可能性もあるため，てんかん手術終了後も，抗てんかん薬治療は必ず必要になります．5年程度かけて，ゆっくりと整理していくことが必要であると考えられています．患者さんに誤解がないように，はじめの段階から，抗てんかん薬治療継続の必要性・重要性は，何度もお話ししておく必要があります．

## 2. 脳葉切除術
### 皮質形成異常・異所性灰白質

　年少期より，単一の同じような発作症状が繰り返し起こるとき，また，この発作は身体の一部分から起こる，あるいは単一の行動や事象を繰り返して起こるような症状をもつとき，大脳皮質に何らかの病変をもっているのではと類推します．前項で述べた，良性小児ローランドてんかん（BECT）やPanayiotopoulos症候群などの特発性部分（局在関連性）てんかんが否定的な，部分てんかん症例で，2歳程度の年少期に発症した場合には，積極的に脳内病変を疑う必要があります．換言すれば，年少期に発症した症候性部分（局在関連性）てんかんは，常にてんかん原性焦点が脳内に存在しないか，手術可能なてんかんはないのか，注意深く診ていく必要があります．

### ◆ 画像所見

　MRIでは，T2強調像，FLAIR法にて，高信号病変が見出されます．皮質形成異常であれば，大脳皮質に，異所性灰白質であれば，白質内などにこの病変は見出されます．通常，造影剤による造影効果はありません．これらの病変は，発作症状が生じるべき脳葉，あるいは，脳波所見などを参考にして，注目して探索することが必要になります．非常に微細な病変で，何らかの基礎情報がなければ，これらの病変は容易に見逃されることがあります．総合的判断で，非常に小さな病変がやっと見つかるということも経験します．

　SPECT，PETにおいては，先に内側型側頭葉てんかんの項で述べた動態と同じ所見をとります．すなわち，SPECTでは，発作間欠時には病変部位の血流は低下し，低血流領域として見出されます．一方，発作時においては，その部分は血流増加領域として反転して出現してきます．発作間欠時と発作時における所見を詳細に検討することが重要になります．$^{18}$F-FDG-PETでは，発作間欠時にはブドウ糖代謝の低下を示します．また，$^{123}$I-IMZ-SPECTでは，Benzodiazepine受容体の低下を示します．

これらの所見は皮質形成異常が，通常の日常ではいかに役に立っていないか，機能を喪失しているのかを表わす所見といえます．この病変は，てんかん発作を起こし，それに伴って，何らかの脳機能障害をきたしているのみです．

## 脳波・脳磁図所見

皮質形成異常が大脳皮質表面に存在する場合は，脳波は明瞭で限局した棘波として出現します．発作時においても，同様に限局した部分に繰り返し，また規則的に出現する棘律動が出現します．この所見は，複数回の発作を記録しても同様に繰り返して出現します．先にも述べましたが，これらの脳波所見の特徴をふまえて，MRIなどの神経画像検査を再検討する必要があります．

異所性灰白質や，解剖学的に大脳皮質表面より遠くにある病変の場合は，棘波の形態としては不明瞭であることもあります．また，病変の位置によっては，脳梁を介して，対側の脳葉に棘波が見出されることもあります．また，発作時脳波においても，発作の起始部位が不明瞭で，後にひろがって出現してくる脳波活動のみを見ている可能性もあります．しかし，多くの場合，このような出現形態は一様で，同じような形態をとることから，発作症状が単一の部分から出現している機序が類推できます．

脳磁図においては，大脳皮質表面に病変が存在する場合は，脳波と同様，単一の形態をした棘波が見出され，信号源を推定すると，非常に狭い部位に集積して出現している所見が得られます[5]．このような集積像は，MRI病変が初期診断で明瞭でない場合に，集積像の周辺を再検討することにより，皮質形成異常が見出されることもあり，有用な情報をもたらすことがあります．

## 頭蓋内脳波

皮質形成異常では，頭皮上脳波である程度病変部位の特定は可能ですので，頭蓋内脳波が必要になるのは，そのひろがりと周辺脳葉の機能局在検討になります．すなわち，病変切除に伴う直接的・間接的影響によ

り，後遺症をのこしうるのかの確認を要する場合です．もちろん，皮質形成異常が大脳表面になく，頭皮上脳波所見を不明瞭の場合は，頭蓋内脳波検査は必須になります．また，頭蓋脳波における電極を用いて脳葉の電気刺激を行い，脳機能の検討を行い，病変切除による脳機能障害可能性の評価を行います．特に，運動野や感覚野など，切除できない部分に近接している場合には，このような検討は必須になります．

## ◼ 手術術式

上記のように，頭蓋内脳波記録を行う場合には，頭蓋内脳波記録を施行した後に，日を違えて，切除術を施行することになります．また，長時間頭蓋内脳波記録を行う，慢性硬膜下電極留置による記録のほかに，手術中に電極を留置して，全身麻酔下で脳波を記録しながら手術を行うこともあります．皮質形成異常の場合，このような術中脳波記録においても，てんかん性活動を記録できるため，手術進行の手助けになることがあります．

## ◼ 術後成績・後遺症

MRI 病変が明瞭に存在し，脳波などの電気生理学的所見，また，発作症状などの整合性が明確に証明されている場合には，手術成績は良好といえます．種々の検討がありますが，MRI 所見がある切除術では，70〜80％の発作消失率を示しています[6]．内側型側頭葉てんかんの項でも述べましたが，抗てんかん薬治療は，遠隔的な病変の存在，また，てんかん原性ネットワークが収束するまで，術後も継続されるべきであることを強調したいと思います．この部分は，患者さんにも繰り返し説明する必要があろうかと思います．

後遺症に関しては，病変の存在部位に依存します．1次運動野や1次感覚野などの切除不可能部位，あるいは隣接した部位に病変が存在する場合には，頭蓋内電極留置による詳細な検討の後に切除術を行う必要があります．

# 3. 病変切除術
## 神経節膠腫・神経節細胞腫・過誤腫・DNT・その他の脳腫瘍

てんかん発作が，脳腫瘍の発見機転であるケースはよく経験されることです．痙攣をきたして搬送された病院で撮影したMRIで脳腫瘍が見つかることがあります．悪性の脳腫瘍に関しては，てんかん治療の範疇を超えますので本書の守備範囲を超えますが，問題は，いわゆる良性腫瘍の場合，どのような対策をとるべきかということになります．

基本的には，一度発作症状を起こした脳腫瘍をそのままにしておくと，再発発作を起こすことは多く経験されます．ですから，治療をせずに放置することはできず，いずれかの時期で，切除術に向かうことが多いかと思います．

## ◤ 画像所見

MRIにて，病変が確認できます．造影MRIにて血流の多寡を知ることは，腫瘍の悪性度を診断するうえにおいて重要です．

上記の良性腫瘍において，てんかん原性をもつのは，腫瘍そのものではなく，周辺の大脳皮質であるといわれています．ですから，SPECTによる脳血流検査を施行すると，血流低下部分は，脳腫瘍部分にその周辺の大脳皮質を巻き込んでいる様子が見出されます．また，$^{123}$I-IMZ-SPECTによる，ベンゾジアゼピン受容体分布測定では，腫瘍の周辺に機能低下部分が見出されます．

$^{18}$F-FDG-PETを用いた，ブドウ糖代謝検査では，上記の脳血流検査と同様に，病変周囲の低代謝が見出されます．

## ◤ 脳波・脳磁図所見

上記の病変におけるてんかん原性焦点は，病変周囲の大脳皮質に存在しているため，脳波所見も，一定しないケースもあります．腫瘍周辺にひろく，てんかん原性が存在しているためです．発作時における律動性棘波の出現も，上記のように一定しないこともあります．主たるてんか

ん原性焦点が，腫瘍周辺のどの部分に存在するかで，脳波所見が変容するものと考えられます．

　脳磁図でも，頭皮上脳波と同様に，形態・部位ともに異なる棘波が見出され，その磁場源は，てんかん原性をもたない腫瘍内部ではなく，周辺の大脳皮質に位置します[7]．

## 🔺 頭蓋内脳波所見

　頭蓋内脳波では，発作間欠時に病変周囲の皮質より，棘波，多棘波が出現している所見が得られます．腫瘍そのものからは，てんかん性放電は見られません．手術中に施行した，刺入電極を用いた記録でも，腫瘍そのものからではなく，周辺の大脳皮質からてんかん性放電を認めます．

　病変が，1次運動野や1次感覚野などの切除不能な部分にかかっている場合には，慢性硬膜下電極を留置して，電極への電気刺激を行うことにより，大脳機能局在を確認することが必要になります．

## 🔺 手術術式

　ニューロナビゲーションなどを用いて，脳腫瘍切除を行います．この際，上記にも述べた，術中皮質脳波記録を行いながら切除を行います．腫瘍そのものにはてんかん原性はなく，周辺の大脳皮質にその起源があるのですが，多くの腫瘍の場合は，腫瘍周辺の大脳皮質が，手術の過程で挫滅するために，てんかん活動を構築するネットワークが破綻し，てんかん原性を失うことが経験されます．術中皮質脳波記録において，切除前，切除後でてんかん活動が消失することがほとんどで，周辺の脳葉切除を追加することは多くありません．

## 🔺 術後成績・後遺症

　腫瘍の生じた部位により，切除可能領域が限定されるため，てんかんの予後は切除可能領域に依存すると考えられます．すなわち，1次運動野や1次感覚野など，切除不能部位に生じている場合には，残存発作が多く存在することになります．しかし，多くの脳腫瘍は，機能欠損も伴っているために，過不足なく切除することが可能であり，てんかんの

予後も良好といえます.

　後遺症に関しても同様で，腫瘍そのものをとることによる後遺症は，多くは軽微であると考えられます.

　術後の抗てんかん薬治療に関しては，議論の分かれるところです. 脳神経外科サイドでは，責任病変は取り去ったので，術後の抗てんかん薬治療は不要ではないか，との意見もよく聞かれます. しかし，てんかん発作を起こすネットワークが，一時的にであっても構築されたと考えるべきで，少なくとも手術直後に抗てんかん薬治療を中止することは好ましくないと考えています.

## 4. 機能的半球離断術
### 片側巨脳症・片側大脳半球の粗大な脳病変・Sturge-Weber 症候群

　先に述べたような皮質形成異常のように，胎生期における大脳形成において異常が生じ，大脳半球全体に病変を形成した場合，患側の大脳半球があたかも大きくなる状態が生じます. この病態を，片側巨脳症といいます. この病態の場合は，乳児期の早い時期に，難治性の部分発作が生じ，発達障害を合併してきます. 発作症状は多彩ですが，やはり，単一の発作症状が繰り返し出現するのが特徴です. West 症候群のように，シリーズを形成して頻回に出現してくる例もありますが，この場合も，発作症状に左右差があったり，脳波所見が通常と合致しない場合があり，このあたりの気づきが診断の端緒になります.

　また，胎生期，周産期の脳血管障害に由来する脳梗塞などにより，破壊性の大脳所見をもつ例で，難治性のてんかん発作を合併することがあります. このような病変の場合も，上記のように発達遅滞を合併することがあります.

　乳児期においては脳機能障害に対する可塑性が強く，傷害された機能においても，他の脳葉が代償して機能を補っていく現象が見受けられます. この部分は，成人における脳機能障害，脳損傷と大きく異なる部分です. ですから，乳児期においては，上記のような粗大な脳病変に対して，機能的半球離

断などの，積極的なアプローチをしていきます．

## ■ 画像所見

　MRI 画像では，患側大脳半球において皮質・髄質形成の左右差が見出されます．患側では，皮質形成異常に似た，T2WI や FLAIR 画像での高信号が見出されることもありますが，髄鞘化が進んでいない乳児期においては判断が難しい場合も多くあります．Sturge-Weber 症候群では，造影 MRI にて大きく拡延している血管腫の存在が見出されます．

　片側巨脳症での SPECT，PET 所見は，皮質形成異常と同様に，発作間欠時には脳血流，ブドウ糖代謝ともに低下所見を示します．また，発作時 SPECT においては脳血流の増加を認めます．ここで，注意しなくてはならないのは，このようなてんかん症候群の場合，発作頻度が高く，発作時，発作間欠時の境界が不明瞭なケースも多く認められます．ですから，脳波所見を同時記録しながら，所見の検討を行うことが重要です．

　Sturge-Weber 症候群でも，発作間欠時には脳血流低下，発作時には血流増加の逆転現象を認めます．

## ■ 脳波・脳磁図所見

　脳波所見は病変のひろがりによって，いろいろな形態をとることがあります．これは，てんかん原性を獲得する神経細胞の分布により，変容があるのが原因と考えられます．特に乳幼児期の場合は，発作症状が出現している部分でしか脳波所見が明瞭化しないケースもあります．West 症候群のような発作型をもつものの，脳波では，左右差がある波形を示すこともあります．

　Sturge-Weber 症候群では，発作間欠時には脳表面の血管構造により，脳波所見が不明瞭になります．発作時には，律動性棘波が見出されることもありますが，血管腫のひろさにより，所見は変容します．

## ■ 頭蓋内脳波所見

　乳児期の場合は，硬膜下電極留置を行うことは，患児の協力が得られ

ないことから，基本的には不可能です．障害が強く，運動障害が顕著な場合には可能な場合もありますが，稀といえます．

手術中の皮質脳波記録を行うことは可能ですが，発作間欠時所見のみであることから，限界があります．

## ■ 手術術式

さまざまな手術方法がありますが，一般的には，Delalande先生が考案された，上前頭溝よりアプローチし，側脳室から内包外側を切離し，脳梁を離断することで，一側半球の線維連絡を離断してしまう術式です．これにより，一側大脳半球は完全に孤立してしまい，てんかん性活動は拡延しなくなります[8]．

## ■ 術後成績・後遺症

病変の種類にもよりますが，一側大脳半球のみにてんかん原性焦点が存在していた場合には，発作は抑制されます．Sturge-Weber症候群や，血管障害に基づく症例の場合は，発作抑制の頻度は高いといえます[9]．片側巨脳症では，一側のみでなく，対側半球に遠隔病変が存在するケースがあり，この場合には，手術後の抗てんかん薬治療が重要になります．すべてのてんかん手術に共通しますが，発作後数年間は，抗てんかん薬治療が継続されることを強調すべきです．

後遺症に関しては，切除側半球の残存脳機能と，手術時期に依存します．先に述べたとおり，乳幼児期では脳機能の可塑性により，脳機能局在が柔軟に変容し，障害を吸収していく機構をもっています．特に術直後は片麻痺をきたしますが，年齢が上がるにしたがって，麻痺症状は軽減していきます．理学訓練，作業訓練を組み合わせながら，リハビリテーションを継続することにより，機能回復が見られていきます．

## 5. 脳梁離断術

　両側の大脳半球は，脳梁を介して連結されています．もっとも，中脳から大脳脚を介して両側大脳半球は連結されていますから，脳梁だけが連結部位ではありませんが，人間の大脳機能の多くを占める大脳皮質の神経細胞は，脳梁を介して左右連結されています．てんかん発作では，一側の大脳半球から生じたてんかん性活動が，対側半球に波及していく現象は良く経験され，てんかん発作そのものが，たとえば左半身から右半身へ波及していく現象も経験されます．おそらく，てんかん発作を形成する段階において，両側の大脳が連動して活動することが必要なのでしょう．

　てんかん発作のなかで最も危険で注意しなくてはならない発作は，転倒を伴う発作です．転倒発作は，Lennox-Gastaut症候群における強直発作でよく生じると，前項で記載しました．これ以外に，前頭葉てんかんにおける姿勢発作でバランスを崩す，あるいは，脱力発作において転倒する症状があげられます．脱力発作は，てんかん発作としては頻度の多いものではありませんが，Lennox-Gastaut症候群の一部，ミオクロニー失立発作てんかんなどで見出されます．これらの発作症状は総じて抗てんかん薬治療に抵抗的で，治療に苦慮するケースが多くあります．特に，脱力だけが主に生じる発作では，適切な抗てんかん薬が確定できないケースが多くあります．

　転倒発作，特に，Lennox-Gastaut症候群，前頭葉てんかんにて見出される，強直を伴う転倒発作においては，脳梁離断術が選択されることがあります．先に説明した，脳梁を介したてんかん活動のサイクル，あるいは移行を途絶させてしまおうとする手術方法です．

　かつては，脳梁の後ろ1/3は残したほうがよいという意見が強く，それは，後遺症としての脳梁離断症候群，すなわち左視野の呼称障害，失読，左手の失書，失行などの症状を緩和する意味でした．しかし，近年，特に小児においては，このような脳梁離断症候群は生じづらく，すべての線維を離断したほうが術後の成績がよいとの報告が多く出されてきております[10]．

　脳梁離断術の適応には，的確なてんかん症候群診断をした後に，抗てんかん薬治療の可能性を試した後に行うことが重要であると考えられます．とい

いますのも，この治療はてんかん発作自体を駆逐するものではなく，手術による効果が術前に予想できないからです．しかし，てんかん発作自体が消失した例も報告されており，難治症例においては試されてもよい治療法であると考えられます．

## 手術術式

開頭し，大脳鎌に沿って大脳間裂を分離していきます．脳梁に到達して吸引管で組織を吸引していくと離断は完成します．先にも述べましたが，近年，小児においては全脳梁離断を施行するケースが多くありますが，年長児や成人においては，前 2/3 離断を施行した後に，後方 1/3 離断を施行するケースもあります．

# 6. 迷走神経刺激術

## 原理

迷走神経は副交感神経をおもにつかさどる脳神経で，左右 2 本の迷走神経が頸部を走行しています．遠心性作用として，副交感神経機能を心臓，皮膚，内臓その他に影響を与える一方，求心性線維は，内臓感覚や眼球，耳，気管，咽頭，食道などの感覚を脳にもたらす機能をもっています．迷走神経刺激による失神などは，臨床現場でよく遭遇する症状です．

これまで，てんかんを研究するための実験動物を扱うなかで，迷走神経反射が生じる状態で，発作が抑制されることが知られていました．これらの知見から，左頸部の迷走神経に電気刺激を与えるコイルを巻きつけ，持続的に電流を流すことにより，てんかん発作を緩和できることが見出されました．ここで，左頸部の迷走神経を用いるのは，求心性線維が優位であるという理由です．

## 適応

迷走神経刺激術の適応は，おおよそすべての難治性てんかん症候群で

あります．

## 🔸 手術術式・治療方法

　コイルの埋込み術は，全身麻酔下に左頸部の迷走神経を露出させコイルを巻いた後，左胸部に埋め込んだジェネレータとリード線を連結させることにより行います．

　埋込み術後，2週間で刺激を開始していきます．その後，2週間から3カ月間隔で，刺激電流強度，刺激間隔を変化させながら，発作の様子を観察していきます．また，ジェネレータに，永久磁石を一定時間近づけると，電流がスクランブル的に刺激される機構があり，発作の予兆を感じたとき，あるいは，発作が長く続いているときに使用できます．

## 🔸 術後成績・副作用

　迷走神経刺激術は，てんかん発作の抑制を目指した治療ではなく，てんかん発作の強度を下げたり，発作頻度を減じるために行う治療とされておりますが，発作の抑制が得られる例も数％あると報告されています[11]．報告では，50％において，てんかん発作の軽減，頻度低下が認められたとされています[11]．この効果は5年以上経過した後に出現してくることもあり，長期的観察が重要であるとしています．

　迷走神経刺激術は，治癒を目指したてんかん手術とは趣が異なり，抗てんかん薬治療の一部としての位置づけを考えております．しかし，薬物治療に生じる眠気，その他の副作用が内服直後の数時間に起こり，その後消退するのに比し，迷走神経刺激療法は，一定の頻度で電気刺激が行われるために，一定の効果が1日中持続するという特性をもちます．

　副作用としては，刺激中の嗄声，咳嗽，嚥下困難，創部の感染，違和感などがあります．

■ 文献

1) Penfield W, Jasper H. Epilepsy and functional anatomy of the human brain. Boston: Little, Brown and Company; 1954. p.516-39.
2) Stefan H, Hummel C, Scheler G, et al. Magnetic brain source imaging of focal epileptic activity: a synopsis of 455 cases. Brain. 2003; 126: 2396-405.
3) Mikuni N, Miyamoto S, Ikeda A, et al. Subtemporal hippocampectomy preserving the basal temporal language area for intractable mesial temporal lobe epilepsy: preliminary results. Epilepsia. 2006; 47(8): 1347-53.
4) Shimizu H, Kawai K, Sunaga S, et al. Hippocampal transection for treatment of left temporal lobe epilepsy with preservation of verbal memory. J Clin Neurosci. 2006; 13(3): 322-8.
5) Oishi M, Kameyama S, Masuda H, et al. Single and multiple clusters of magnetoencephalographic dipoles in neocortical epilepsy: significance in characterizing the epileptogenic zone. Epilepsia. 2006; 47(2): 355-64.
6) Téllez-Zenteno JF, Hernández Ronquillo L, Moien-Afshari F, et al. Surgical outcomes in lesional and non-lesional epilepsy: a systematic review and meta-analysis. Epilepsy Res. 2010; 89(2-3): 310-8.
7) Otsubo H, Ochi A, Elliott I, et al. MEG predicts epileptic zone in lesional extrahippocampal epilepsy: 12 pediatric surgery cases. Epilepsia. 2001; 42(12): 1523-30.
8) Bulteau C, Otsuki T, Delalande O. Epilepsy surgery for hemispheric syndromes in infants: hemimegalencepahly and hemispheric cortical dysplasia. Brain Dev. 2013; 35(8): 742-7.
9) Sugano H, Nakanishi H, Nakajima M, et al. Posterior quadrant disconnection surgery for Sturge-Weber syndrome. Epilepsia. 2014; 55(5): 683-9.
10) Iwasaki M, Uematsu M, Sato Y, et al. Complete remission of seizures after corpus callosotomy. J Neurosurg Pediatr. 2012; 10(1): 7-13.
11) Wang H, Chen X, Lin Z, et al. Long-term effect of vagus nerve stimulation on interictal epileptiform discharges in refractory epilepsy. J Neurol Sci. 2009 15; 284(1-2): 96-102.

# 索 引

### あ
| | |
|---|---|
| 異所性灰白質 | 82, 83 |
| 運動性言語中枢 | 63 |

### か
| | |
|---|---|
| 海馬硬化症 | 31, 34, 35 |
| 海馬切除術 | 78 |
| 覚醒時大発作てんかん | 22, 23 |
| 感覚性言語中枢 | 63 |
| 機能的半球離断 | 87 |
| 強直発作 | 70, 73, 75, 90 |
| 欠神発作 | 37, 38 |
| 口部自動症 | 29, 30, 78 |

### さ
| | |
|---|---|
| 姿勢発作 | 60, 67, 90 |
| ジャクソン発作 | 5 |
| 若年性ミオクロニーてんかん | 16, 18 |
| 小児欠神てんかん | 37, 38, 42 |
| シリーズ形成性発作 | 46, 51 |
| 頭蓋内脳波 | 83 |
| 選択的扁桃体海馬切除術 | 80 |
| 前頭葉てんかん | 63, 90 |
| 前部側頭葉切除術 | 80 |
| 側海馬硬化症 | 32 |
| 側頭葉てんかん | 27 |

### た
| | |
|---|---|
| 対側上 1/4 半盲 | 81 |
| 転倒発作 | 90 |
| 頭蓋内電極 | 80 |
| 動作性自動症 | 30, 78 |

### な
| | |
|---|---|
| 内側型側頭葉てんかん | 27, 28, 29, 30, 31, 32, 34, 78 |
| ニューロナビゲーション | 86 |
| 熱性痙攣を合併する全般てんかん症候群 | 54 |
| 脳葉切除術 | 82 |
| 脳梁離断術 | 75, 90 |

### は
| | |
|---|---|
| 皮質形成異常 | 63, 64, 67, 82, 83 |
| 非定型欠神発作 | 70, 73, 75 |
| 病変切除術 | 85 |
| フェンシング肢位 | 60 |
| 複雑部分発作 | 70 |
| 副腎皮質刺激ホルモン | 50 |
| 片側巨脳症 | 87, 89 |
| 補足運動野発作 | 61 |

### ま
| | |
|---|---|
| ミオクロニー失立発作てんかん | 90 |
| ミオクロニー発作 | 16, 17, 70 |

| | | |
|---|---|---|
| 迷走神経刺激術 | 91, 92 | |
| 迷走神経刺激療法 | 75 | |

### ら

| | | |
|---|---|---|
| 良性小児ローランドてんかん | 7, 8 | |
| ローランド棘波 | 7, 9, 14 | |

| | | |
|---|---|---|
| 2次性全般化発作 | 61 | |
| 3 Hz 棘徐波複合 | 39 | |
| ACTH 療法 | 50, 51, 68 | |
| Broca 野 | 63 | |
| Dravet 症候群 | 53, 54, 56, 57, 58 | |
| dystonic posturing | 30, 78 | |
| GEFS＋ | 54 | |
| hypsarrhythmia | 48, 51 | |
| Lennox–Gastaut 症候群 | 49, 68, 69, 70, 73, 74, 90 | |
| Panayiotopoulos 症候群 | 12, 13 | |
| *SCN1A* 遺伝子 | 54, 58 | |
| *SCN1A* 関連 | 54 | |
| Sturge–Weber 症候群 | 87, 88, 89 | |
| Wernicke 野 | 63 | |
| West 症候群 | 45, 47, 49, 50, 68, 70, 71, 73 | |

白石 秀明（しらいし ひであき）

**略歴**
北海道大学病院小児科・てんかんセンター　助教
昭和 42 年　岩手県盛岡市生まれ
平成 4 年　北海道大学医学部卒業
平成 9 年　国立療養所静岡東病院（てんかんセンター）
平成 13 年　Massachusetts General Hospital, Athinoula A. Martinos Center for Biomedical Imaging (Boston, MA, USA)
平成 16 年　北海道大学病院小児科

専門外の医師のための小児のてんかん入門　ⓒ

| 発　行 | 2015年6月1日　1版1刷 |
| --- | --- |
| 著　者 | 白石秀明 |
| 発行者 | 株式会社　中外医学社 |
| | 代表取締役　青木　滋 |
| | 〒162-0805　東京都新宿区矢来町62 |
| | 電　話　　（03）3268-2701（代） |
| | 振替口座　　00190-1-98814番 |

印刷・製本/横山印刷㈱　　　　〈MS・SM〉
ISBN978-4-498-14538-2　　　Printed in Japan

**JCOPY**　＜(社)出版者著作権管理機構　委託出版物＞

本書の無断複写は著作権法上での例外を除き禁じられています．複写される場合は，そのつど事前に，(社)出版者著作権管理機構（電話 03-3513-6969, FAX 03-3513-6979, e-mail: info@jcopy.or.jp）の許諾を得てください．